活力体质

力

及时消除
疲劳感

[日] 梶本修身　著

左俊楠　译著

人民东方出版传媒
People's Oriental Publishing & Media
东方出版社
The Oriental Press

图书在版编目（CIP）数据

活力体质：及时消除疲劳感 /（日）梶本修身 著；左俊楠 译著 . — 北京：东方出版社，
2023.9
ISBN 978-7-5207-3592-6

Ⅰ.①活… Ⅱ.①梶… ②左… Ⅲ.①疲劳（生理）－消除－普及读物 Ⅳ.① R161-49

中国国家版本馆 CIP 数据核字（2023）第 145663 号

本书中文简体字版权由汉和国际（香港）有限公司代理
中文简体字版专有权属东方出版社
著作权合同登记号 图字：01-2022-6637号

活力体质：及时消除疲劳感
（ HUOLI TIZHI:JISHI XIAOCHU PILAO GAN ）

作　　者：[日] 梶本修身
译　　著：左俊楠
责任编辑：王夕月
出　　版：东方出版社
发　　行：人民东方出版传媒有限公司
地　　址：北京市东城区朝阳门内大街 166 号
邮　　编：100010
印　　刷：北京文昌阁彩色印刷有限责任公司
版　　次：2023 年 9 月第 1 版
印　　次：2023 年 9 月第 1 次印刷
开　　本：880 毫米 ×1230 毫米　1/32
印　　张：5.75
字　　数：135 千字
书　　号：ISBN 978-7-5207-3592-6
定　　价：58.00 元
发行电话：（010）85924663　85924644　85924641

前言　　献给一不小心就陷入疲劳的人们

　　如今，到处都是陷入慢性疲劳的人，他们每天像陀螺一样围着工作、家务连轴转，履行自己应尽的义务。

　　众多在日常生活中因疲劳而痛苦不堪的患者们，我与他们接触下来，觉察到一件事——"不明原因就感到疲劳的人"与"总是精神满满的人"的差别在于**是否擅长对疲劳进行"修复"**。

　　不言而喻，人生在世，谁都不可能完全摆脱疲劳轻轻松松地生活。

　　但重要的是即使我们做的是相同的事，只要花一点不费力的小心思，在合适的时机，通过合适的方法就可以消除疲劳。只有这样，我们才能不让疲劳侵蚀大脑与身心，构建强健的"体魄"。

　　消除疲劳的要点只有一个——那就是**了解大脑的"自主神经"究竟承受了多少负担，把握这点后，努力去减少这种负担**。

　　因为无论是"身体的疲劳"，还是"由伏案工作引起的大脑疲劳""视疲劳"以及"运动疲劳"，全都是由于"自主神经的消耗"引起的。

这绝非一件难事。

只要重新规划饮食、周遭事物以及睡眠，谁都可以轻易做到。

如果不再被"疲劳"这座大山压着，从早晨起床到晚上入睡这段时间，大家都能保持良好的状态。

情绪也会变得稳定，不再焦躁。

工作效率提升，自然而然就能做出成绩。

也就是说，1 天 24 小时会发生"质"的飞跃。

我担任大阪市立大学大学院医学研究科的代表，这里所举办的疲劳医学讲座是专门进行"疲劳医学研究"的，该研究室也是日本唯一一个研究"疲劳"本质以及如何缓解"疲劳"的研究室。为了把大学做出的研究成果应用到临床上，我们设立了东京疲劳·睡眠诊所，该诊所是东京唯一一个名称中带有"疲劳"的诊所。

本书总结了我在诊所中得到的关于"科学对待疲劳"的见解，通过这些方式"即刻"就能轻松地缓解疲劳。

大家可能会惊讶地发现"为了缓解疲劳，在休息日运动一下出身汗"等这些曾经或许被视为行之有效的方式，反而损伤了功能重要的自主神经，引起了新的疲劳。

我向大家保证，只要做一个小小的尝试就能从疲劳中解脱，开启精力充沛的每一天。

梶本修身

目录

第二章　给身心造成负担的生活方式

热水澡、运动指标、直射阳光、繁忙的周末

第三章　工作方式改变一小步，疲劳缓解一大步

眺望远方、闲庭漫步、打开窗户、创造独处时间

第一章

让身体不易疲劳的食物

鸡胸肉沙拉、苹果、话梅干、甜酒、维生素C

要应对疲劳时来点"鸡胸肉沙拉"

当我们想通过饮食来缓解疲劳的时候，首先浮现在脑海中的就是"高能量食物"。很久以来，烤肉及鳗鱼等食物就被视为"能量之食"。尤其是鳗鱼，作为夏日时缓解疲劳的食材而被众人熟知。

但遗憾的是，鳗鱼等这些从前被视为"高能量食物"的东西，**现在已不再被认为是有助于缓解疲劳的食物了。**

在战后粮食匮乏的时代，由于摄入热量不足而导致的疲劳曾是严峻的问题。因此，含有较多脂肪的高能量食物，自然而然地就同缓解疲劳联系起来。

但是，在没有饥饿之忧的现代，战后时期那种类型的疲劳自然也不会再有。**相反，过度地摄取脂肪含量多的"高能量食物"，反而会给胃带来负担，导致疲劳。**

顺便提一下，鳗鱼含有丰富的维生素 A 和维生素 B_1。从前的人们容易因维生素摄取不足患上脚气等疾病。鳗鱼有助于预防这类疾病，或许这就是人们认为吃鳗鱼可以恢复体力的原因吧。

但是，在当代社会，人们对维生素 A 和维生素 B_1 的摄入量早已超过所需量的 100%，现状是它们摄入再多也无助于缓解疲劳了。

真正有助于缓解疲劳的食物是什么呢？

为了科学地探明这一问题，我多年来进行了反复的实验与研究。

在对多种食品及成分进行验证后，找到了大家公认的对缓解疲劳最有效的成分。

那就是鸡胸肉中所富含的"咪唑二肽"。

【具备缓解疲劳效果的食品成分】

2003 年，官产学（官产学指的是将政府、企业、大学等学术科研机构结合起来，从而产生特别的效果。日本政府、学者专家与企业通力合作，实行官产学三结合，是日本战后经济起飞的重要经验。）共同花费 16 亿日元，启动了"疲劳定量化及抗疲劳食药开发项目"。我曾担任该项目的总负责人。

该项目旨在让疲劳"可视化"，从而发现真正的具有缓解疲劳效果的食品成分。

该项目得到了 18 家具有代表性的制药、食品企业的合作，其中包括大冢制药、大正制药、可口可乐、伊藤园、明治乳业等在日本具有代表性的企业。我们邀请各企业列举出商品中使用的成分，从而验证这些成分是否具备缓解疲劳的效果。

研究最终选出了 23 种"缓解疲劳的候选成分"，并对每种成分进行与安慰剂对照的双盲测试（该测试是严格的临床实验，在实验对象与参与实验的医生均不知晓药品是实验药还是安慰剂的状态下进行）。

结果显示，23 种候选成分中，有 19 种被验证毫无任何消除"疲劳"或"疲劳感"的功能（"疲劳"与"疲劳感"的区别会在后面详述）。

其中有 1 种成分虽然可以短暂消除"疲劳"，但对消除"疲劳感"毫无作用。只有"咪唑二肽""柠檬酸""辅酶 Q10"这 3 种成分被认可是对抗"疲劳"及"疲劳感"都有效果的成分。

其中，咪唑二肽（一种蛋白质）效果最佳。本书第 24 页和第 35 页会分别介绍柠檬酸及辅酶 Q10。

【候鸟拥有"惊人持久力"的秘密】

或许这个问题有点突兀，但是你们知道为什么候鸟可以无休无眠地从北半球的阿拉斯加飞行 11000 公里到南半球的新西兰吗？

候鸟自身就有体重，虽说可以乘风飞翔，但实际上它们顶风也可以无休无眠地持续飞翔很长的距离，这并不是一件易事。而且因为它们的翅膀很大，扇动翅膀需要花费相当的体力。

因此，我们对候鸟的这种行为进行了研究，得到的结果是候鸟在与翅膀根部相连接的胸肌中含有丰富的咪唑二肽。

鸟类与翅膀根部相连接的胸肌，还有鱼鳍附近的肌肉，都含有丰富的咪唑二肽合成酶（一种修复 DNA 连接的物质），对于这些动物来说，耗能最剧烈的部位中含有丰富的此类物质。

就猪而言，支撑其体重的是连接腿部肌肉和里脊的部分，其中含有很多合成酶。

换言之，各种动物在其进化的过程中，都进化出了"耗能最剧烈的部位"中咪唑二肽合成酶的含量是不断产生、增加的。

也就是说，在这些**动物"最易疲劳的"部位**中，不停地产生**咪唑二肽，反复产生、发挥抗氧化力**，此过程不停地重复。

这种极其高效的机制，是生物与生俱来的，非常神秘，让人惊叹。

其他的抗氧化物质在数小时内就会失去作用，但与之形成对照的是，摄取一次咪唑二肽就能长时间地中和活性氧，预防机体"生锈"，这就是其具备强大抗疲劳效果的原因。

那么，设想一下，在人体内哪些部位的咪唑二肽合成酶较多呢？是的，答案就是"大脑"。

我们人类大脑的自主神经中枢，也正是控制疲劳的中枢，它含有丰富的咪唑二肽合成酶。

【可以加热、炖煮、烤制的超级食材】

咪唑二肽具有缓解疲劳的"抗氧化作用"。

这是一种抑制活性氧发挥功能的作用，而"活性氧"正是导致疲劳的原因。可以通过抑制活性氧引起的细胞生锈，从而抑制疲劳的积压。

各种验证结果表明，"想要持续发挥抗疲劳效果的话，最好连续两周，每天摄取 200 毫克的咪唑二肽"。

200 毫克的咪唑二肽大致相当于 50 克鸡胸肉中含有的量。

鉴于消化吸收机制可能产生的损失，为保证效果，**最好每天摄取 100 克鸡胸肉**。临床试验报告显示，摄入这一分量的鸡胸肉后，对缓解疲劳感和抑制疲劳都有十足的效果。

100 克鸡胸肉还是可以轻松地做到每天都摄入的。

就烹饪方式而言，烤、炸、蒸、煮都可以。

鸡胸肉本身是蛋白质，所以加热后会引起蛋白质变性。

但是，说得稍微专业点，只要保留了"β - 丙氨酸"和"组氨酸"这些氨基酸，它们在人体内能够再次合成咪唑二肽，所以加热烹饪也不会影响其抗疲劳效果。蛋白质虽然是由各种氨基酸结合而成的，但是每种氨基酸的结构都是稳定的，即便加热也不会被破坏。

此外，由于咪唑二肽是水溶性物质，煮的烹饪方式会让它溶解在汤中，所以最好吃肉的时候把汤也喝了。

举个简单的例子，**如果你要煮鲣鱼汤，那么汤汁中也会溶解有咪唑二肽。**

以前，我曾与味之素公司[①]一同做过实验，得知鲣鱼汤也具有抗疲劳效果。这也是咪唑二肽的功劳，它的水溶性特征，让它溶解在汤汁中。当然，仅仅依靠汤汁是无法保证一天的咪唑二肽所需摄入量的；但即便是只有少量咪唑二肽，鲣鱼汤的抗疲劳效果还是值得期待的。

获取鸡胸肉的最方便途径就是便利店和超市售卖的鸡胸肉沙拉。

这种沙拉是独立包装的，其中装有 100 克左右的蒸制鸡胸肉，肉质柔软。由于这种鸡胸肉沙拉热量很低，近来也被作为"减肥餐"而颇具人气。

最近这种沙拉各处的便利店都有售卖，还出现了各种口味的商品。午饭期间吃一袋，是最佳的能量餐。

---

① 　日本味之素公司是全球十大食品企业之一，其在全球拥有 114 家公司，主要生产氨基酸、加工食品、调味料、冷冻食品等。

由于咪唑二肽可以击退因工作等压力带来的活性氧，进而抑制疲劳产生，所以在产生疲劳前提前摄入会更有效。

因此，我建议大家在早上，或者尽可能在午前摄入咪唑二肽。

早晨或中午无法摄入的情况下，晚上也可以。人体内具有合成酶，所以即便是在晚上摄入鸡胸肉，也可以在接下来的**整天都持续合成咪唑二肽，让其发挥抗氧化力**。

想要切实感受到疲劳缓解的效果，需要至少连续一周每天都摄入咪唑二肽。不妨变换菜单，花点心思，除了鸡胸肉外还可以尝试一下鲣鱼、金枪鱼、猪里脊这些食材。

200 毫克的咪唑二肽，相当于要食用 150 克鲣鱼；换作猪里脊的话，相当于 130 克。

在摄取咪唑二肽的实验中，两周时间内约有 75% 的人能够切实感受到其发挥的抗疲劳效果。

此外，在为期两周的摄入过程中，数据也客观地显示，与摄入安慰剂的对照组相比，咪唑二肽抑制"疲劳"和"疲劳感"的作用绝非偶然。

也就是说，**通过摄取咪唑二肽，不仅可以抑制疲劳积压，还可以抑制效率低下**。

从客观科学的角度验证这项数据的实验，迄今为止在世界范围内也是绝无仅有的，可以说这是极具划时代意义的研究成果。

POINT 传统意义上的"营养饮食"无法消除疲劳

早饭不能缺少"水果和咖啡"

为了疲劳不再积压，舒适地度过一天，早饭是一个重点。

作为抗疲劳的对策之一，吃早饭大致有两个优点。

第一个优点是唤醒自主神经。虽然早晨沐浴阳光后，人体的觉醒开关就会开启了，但是**摄取食物后肠胃蠕动，可以起到与晒太阳相同的唤醒自主神经的作用。**

早晨，把食物填进肚子里这件事本身就具有含义。

进食最好安排在早起的一个小时内，可以激发自主神经。

例如，假设早晨6点左右起床，那么7点前就要吃好早饭。

之后午饭和晚饭分别间隔5至6个小时为好，即7点吃早饭的话，午饭和晚饭最好分别安排在12点和18点。

最恰当的时间点要因人而异。基本上，大家一般都会在这样的时间间隔后产生饥饿感，最好尽量不脱离这个间隔。

【摄取三大抗疲劳成分的早餐菜单】

吃早饭的另一个优点就是，一天三餐中这是最有效地能够摄取有抗疲劳效果的食物的一餐。

作为疲劳成因的"活性氧"，其容易产生的时段当然是在活动量多的白天。**如果早晨开始就提前摄取有抗疲劳效果的食物来应对白天这段时间，那么就可以最合理地抑制和减轻疲劳。**

因此，吃早饭的时候，摄取抗疲劳效果强大的食物就很有意义了。

所谓有抗疲劳效果的食物，也就是指可以帮助我们去除活性氧的含有抗疲劳成分的食物。前文说的含有"咪唑二肽"的鸡胸肉当然是其中之一，此外**富含类胡萝卜素**[①]**的深色、黄绿色蔬菜，富含多酚**[②]**的苹果以及葡萄等水果**，也是早饭的绝佳搭配。

---

① 类胡萝卜素是一类重要的天然色素的总称，普遍存在于动物、高等植物、真菌、藻类的黄色、橙红色或红色色素之中。类胡萝卜素是体内维生素 A 的主要来源，同时还具有抗氧化、免疫调节、抗癌、延缓衰老等功效。
② 多酚是在植物性食物中发现的、具有潜在促进健康作用的化合物。

来一碗包含了所有这些食物的沙拉也是一个不错的选择。

此外，早晨吃进口中的食物，基本上在当天内就会消耗完毕，所以摄取一些高热量的食物也是可以的。早饭吃得多一点，也不会发胖。无论是在热量方面还是营养方面，早上食用高热量的食物都是合理的。

早上喝饮料的话，还是咖啡好。早起来一杯咖啡，其含有的咖啡因可以一扫困意，但除此以外咖啡还有它独特的效果。

咖啡中含有红茶或绿茶中没有的"绿原酸"这种成分。**咖啡之所以呈现黑色是因为绿原酸，其含有非常多的抗氧化成分。**

绿原酸具有让抗氧化功能在大脑中更易发挥作用的特征。虽然饮料中，绿茶富含的"儿茶素"也具有抗氧化力，但是与之相比，绿原酸对大脑更具效果。

POINT 早上起床后一小时内进食

"蛋白质摄入不均"是疲劳的根源

有的人去烤肉店，就一个劲儿地吃肉，不吃蔬菜和碳水化合物。另一方面，还有的女性认为"吃了豆腐就能摄入蛋白质，可以减肥"，于是只吃豆腐，完全不吃肉和鱼。

这种偏食的行为，可能是产生疲劳的原因。

蛋白质是与碳水化合物、脂肪并驾齐驱的三大营养物质之一。

蛋白质是由若干种氨基酸结合而成的。其中，人体内无法合成的氨基酸叫作"必需氨基酸"，共有9种。

人体的细胞是由蛋白质组成的。为了让细胞变得强大，人们需要均衡地摄取必需氨基酸。

为此，同时摄取动物性蛋白质与植物性蛋白质是很重要的。

因为动物性蛋白质与植物性蛋白质各自所含的氨基酸不同，只有均衡地摄入这两种蛋白质才可以很好地补充氨基酸。

人们认为日本人长寿的原因之一就是依靠"和食"的力量。"和食"营养均衡，含有鱼和肉，还有豆制品，可以同时摄入动物性蛋白质与植物性蛋白质。

只吃肉会导致脂肪摄入过多。

豆腐是植物性蛋白质，其中含有具备抗氧化作用的异黄酮①，的确对美容和缓解疲劳来说都是好食材，但是只吃豆腐，会导致营养失衡。无论是对身体多好的食物，过度地摄入也不是一件好事。

【"失衡"会影响自主神经!?】

我们知道如果过度摄取某些氨基酸，有时也会成为引发疲劳的原因。

---

① 异黄酮是黄酮类化合物中的一种，主要存在于豆科植物中，大豆异黄酮是大豆生长中形成的一类次级代谢产物。由于是从植物中提取，与雌激素有相似结构，因此称为植物雌激素。大豆异黄酮的雌激素能影响激素分泌、代谢生物学活性、蛋白质合成、生长因子活性，是天然的癌症化学预防剂。

　　比如过量摄取了必需氨基酸中被称为"BCAA"的缬氨酸①、亮氨酸②、异亮氨酸③三种氨基酸。

　　实际上，市面上售卖的运动饮料中，有的饮料就加入了大量的被称为 BCAA 的三种成分。

　　但是，如果仅仅大量地摄入 BCAA，则起到激发大脑与神经作用的"芳香族氨基酸"会在血液中急剧减少，而作为其中成员之一的色氨酸④的减少，会让缓解疲劳功能产生大问题。

　　色氨酸是生成"血清素"的原料，而血清素又是控制自主神经的物质之一。

　　如果血清素不足，当然会导致自主神经紊乱，从而变得容易疲劳。也就是说，身体内在发生着与抗疲劳完全相反的作用。因此，均衡地摄取蛋白质的重要性就在于此。

POINT 要均衡地摄取鱼、肉、蛋

---

①　缬氨酸是一种支链氨基酸，它与其他两种高浓度氨基酸（异亮氨酸和亮氨酸）一起工作促进身体正常生长，能修复组织、调节血糖，并提供需要的能量。

②　亮氨酸是最有效的一种支链氨基酸，可以有效防止肌肉损失，因为它能够更快地分解转化为葡萄糖。

③　异亮氨酸是一种人体必需氨基酸，血红蛋白形成必需氨基酸，能调节体内糖和能量的水平。

④　色氨酸又称 β–吲哚基丙氨酸，是人体的必需氨基酸之一。

"细嚼慢咽"可以增加幸福激素

孩提时代，你是不是在吃饭的时候经常被大人说"要细嚼慢咽"？实际上这一教诲在我们长大成人后的现在，也是一个让我们远离疲劳的生活习惯，希望大家务必坚持实行下去。

首先，"咀嚼"这一物理动作具有让我们获得饱腹感的作用。

此外，它还能抑制焦躁，这与血清素的分泌息息相关。

血清素又叫**"幸福激素"**，是一种能让自主神经稳定，让人**心平气和的物质**（准确来说，血清素并不是一种激素）。

实验结果表明，规律性地咀嚼口香糖，可以促进血清素的分泌。

也就是**"咀嚼"这一动作本身就可以促进血清素分泌。**

此外，通过咀嚼，消化酶更易分泌，从而促进消化吸收，有效减缓胃部负担。

反之，狼吞虎咽是不可取的。

因为狼吞虎咽会导致血糖值急剧上升，身体需要分泌胰岛素，才能起到降低血糖的作用。

这种狼吞虎咽的饮食习惯长此以往下去，血糖值突然上升的情况会频繁地发生，容易让人成为糖尿病预备军[①]的一员。

糖尿病以及过度地分泌胰岛素本身就是引起疲劳的元凶。因此，**为了不让血糖值急剧上升，最好做到细嚼慢咽。**

此外，吃得太快会使我们在饱腹中枢[②]被刺激到之前就已经大量进食，结果就会导致过度进食。

回想一下吃法国大餐和怀石料理[③]的时候就可以理解了。慢慢地品尝服务员端出的一盘盘美味佳肴，虽然吃得量不算多，但主菜上来时是不是感觉肚子已经很饱了？那也是因为细嚼慢咽让我

---

① 糖尿病预备军是患有"糖尿病前期"（指餐后 2 小时血糖水平为 7.8—11.1mmol/L）的人群，又称糖耐量受损（IGR）。

② 饱腹中枢是下丘脑的腹内侧核，它与外侧区的摄食中枢交互抑制调节着动物的进食。当饱腹中枢兴奋时，摄食中枢的活动就受到抑制，动物有饱腹感而不再进食。

③ 新一代的创意怀石，延续原味烹调的精神，却打破了过于讲究的传统怀石作风，首先在出菜顺序上，传统怀石必有的七道前菜（七种繁复做工的小菜）、碗盛（带有汤汁的手工料理）、生鱼片、扬物（炸的）、煮物、烧物及食事（饭或汤），过去一定得照顺序上菜，新派怀石料理则谨守先冷菜再热菜的顺序，不坚持何种料理先出菜，让师傅能更灵活地调配菜色。

们的饱腹中枢事先得到了满足。

【早、中、晚三餐——什么时候吃？吃多少才好？】

一日三餐理想的进餐量是——**早餐应该吃得最多，午餐次之，晚餐最少。**

虽然发达国家的人们都很重视晚餐时光，但是之所以如此是因为工作时间的关系。从人类自身的机能出发，早餐和午餐更重要。

从世界范围来看，重视午餐的国家有很多。

至少在白天的这段时间内，**好好吃饭才可以更好地发挥食物的抗疲劳效果，比晚上进食更有效。**

我们要均衡地饮食，注意摄取以咪唑二肽为主的营养物质。

关于晚饭，没什么需要特别注意的。

唯一一点是，晚上摄入大量脂肪成分的话，可能会导致脂肪在体内积压，**所以如果要摄入脂肪，更合理的是安排在早上或中午。**

无论是从减肥的层面来看，还是从抗疲劳效果这点来看，晚上最好不要摄入脂肪含量过多的食物。

【注意控制"疲劳时摄入甜食"的量】

疲劳的时候，经常有人为了缓解疲劳而吃辣的东西，也有人为了放松心情而吃甜食。

辛辣的食物有燃烧脂肪的效果，多吃辣并没有什么问题。

不过，大量摄入甜食则会引起前面所说的血糖值急剧上升，从而导致身体倦怠。胰岛素分泌激增且过剩，更容易导致疲劳，因此我们需要注意。

所以，饥饿的时候或是感到焦躁的时候，少量摄入甜食是可以的。饥饿本身就是血糖值下降释放出的信号。对血糖值下降导致的饥饿产生恐惧，所有的动物都会如此。

肚子一饿，你是否就会莫名其妙地觉得焦躁？人类在饥饿状态下的自主神经，负责放松的副交感神经占次要地位，而负责紧张的交感神经会占主导地位，从而变得焦躁和具有攻击性。

血糖值降得太低会让人陷入饥饿状态，所以人们会产生"一定要吃东西了""生命受到威胁了"的想法，这也是远古人类外出狩猎的原因。

外出狩猎时，一定是处在紧张状态的，所以这时交感神经占上风，让人感到焦躁。

在焦躁的时候吃甜食，血糖值会上升，情绪便会变得稳定，这也是不争的事实。

吃甜食的量最好控制在让血糖值略微上升的程度，吃得太多导致血糖值上升过度就不可取了。

工作中只少量吃点巧克力是完全没有问题的。

不过，吃完后会产生安心的感觉，又可能会催生睡意。

所以，希望大家注意控制进食甜食的量和摄入的时间。

POINT 巧妙地对待身体释放出的"饥饿"信号

"两个梅干""一勺黑醋"对抗积累已久的疲劳

戒掉碳水化合物的减肥方式曾经风靡一时。但是，从疲劳医学的角度来看，完全戒掉碳水化合物是危险且错误的行为。

成年人一天中需要摄入的热量约为 1800 大卡。在正常进食的情况下，其中有一半左右的热量源于碳水化合物，所以如果完全戒掉碳水化合物，是能够抑制热量摄入的，确实是可以瘦下来的。

但是，碳水化合物是提供我们活动所需能量的营养物质，其在体内被消化吸收后转变为葡萄糖，而葡萄糖则是我们大脑及身体活动的能量来源。

因此，**如果缺乏碳水化合物，大脑和身体的机能就会下降，当然人也更容易疲劳了。**此外，调节自主神经的物质血清素在合成过程中，如果碳水化合物不足，其合成量也会减少，人在精神方面则更容易变得焦躁。

一天摄入热量的一半左右还是要由碳水化合物组成，这样人体所需的能量才能在体内生成。

【黑醋、梅干、柠檬中含有的"柠檬酸"也是好东西】

我们在关于咪唑二肽的实验项目中，证实了"柠檬酸"是具有抗疲劳效果的物质。**柠檬酸在柑橘类、黑醋、梅干等食物中的含量丰富。**

人体细胞内有被叫作"柠檬酸回路"的能量生产工厂，在那里，人体利用氧把食物中摄入的营养转换为能量。

摄入柠檬酸后，可以在短时间内激发这一回路的运行，从而减轻施加在细胞上的负担。

这一方法在应对营养不足时仍需进行激烈运动，以及食欲不振导致精神欠佳上尤为有效。对因为挑食而营养不足的人来说，摄入柠檬酸是个好办法。

此外，如果在摄入柠檬酸的时候，一同摄入咪唑二肽，缓解疲劳的效果会更显著。

比起集中一次性大量摄入柠檬酸，平时就经常适量摄入，更能预防并减轻每天的疲劳。

疲劳久积、无精打采的时候，可以一天吃两个梅干、两个柠檬，或是喝一勺黑醋。

实际上，大多数蔬菜都含有抗氧化物。

不管是蔬菜还是水果，由于生长在土壤里，经常暴露于细菌和紫外线之中，所以如果不含抗氧化物的话，早就一命呜呼了。

因此，我希望易于疲劳、体内活性氧过多的人，日常多吃些蔬菜。

正如前文提到的那样，尤其推荐大家多吃黄绿色等深色蔬菜以及水果。原因很简单，让这些蔬菜呈现出深色的色素正是类胡萝卜素，它是抗氧化物质。

我们要下意识地多吃胡萝卜、西兰花、菠菜、南瓜、番茄、青椒等颜色深、抗氧化力强的蔬菜。

POINT 根据"疲劳状态"选择食物

喝功能性饮料，不如喝"咖啡、甜酒、红酒"

如今，我们去到便利店、药妆店，会看到货架上排列着各种各样的功能饮料。就算是电视上，也轮流播着功能饮料的广告。

有很多人在加班的时候，或是身体沉重的早晨，会来上一瓶功能饮料。据说，现在功能饮料的市场年销售额总计达到了2000亿—2500亿日元。

可实际上，**这些数量众多的商品中，没有任何一个在临床实验上被证实具有缓解疲劳的效果。**

看一看功能饮料的标签，上面标着"配有×××毫克牛磺酸！"等字样。大家一般会形成这样的印象，就是牛磺酸含量越高，抗疲劳越有效。

但是，如果完全没有科学依据可以证明牛磺酸对缓解疲劳有效呢?

虽说如此,也确实有不少人在喝过功能饮料后,感到疲劳得到了缓解,变得"神清气爽"。

那是因为功能饮料中的大量咖啡因发挥了提神作用,以及微量的酒精起到了使人兴奋的作用。

的确"疲劳感"可能变弱了,但"疲劳本身"完全没有消除。所以,日常习惯喝这种功能饮料的话,人们会因为疲劳感消除而被蒙蔽,实际上疲劳本身一直在积累。

【功能饮料让人觉得精力充沛!?】

功能饮料含有的高浓度咖啡因会引起过度兴奋、让人上瘾,这一问题在海外已经受到了关注。

近年,在美国,过度饮用功能饮料成为社会问题。2013 年,美国食品药品局对功能饮料的安全性进行了调查,得知近十年来,与功能饮料有关联的死亡事件达到了 13 起。

2014 年,欧洲国家立陶宛颁布了法律,明确禁止对 18 岁以下未成年人出售能量饮料和功能饮料。

说到底功能饮料只是暂时掩盖疲劳感的东西。

"不可避免地必须熬夜"或是"临时要抱一下佛脚"的时候，是可以喝点功能饮料的。但是，第二天一定会遭到"报应"，所以在喝完功能饮料努力奋战后的第二天，应该好好休息。

功能饮料不能长期饮用。

习惯性地喝功能饮料，或是一天喝几瓶，或是持久连续地喝，这些情况都是要绝对避免的。

【咖啡的"抗氧化力"】

从前人们常说"咖啡不要喝太多"。

的确，咖啡因摄入过量不是一件好事。

一杯咖啡含有的咖啡因含量在 25—50 毫克。若是高浓度的咖啡，其咖啡因含量在 60 毫克左右。

虽然一天内咖啡因的摄入量上限不存在明确的限制，但是最好不要超过 200 毫克。

如果是无咖啡因的咖啡，可以不用去管摄入上限。

顺便说一下，刚刚提到的功能饮料中，有的产品一瓶竟含有

120 毫克的咖啡因，所以很容易会导致人们摄入过量。

以前人们普遍认为 1 天中咖啡要控制在 3 杯以内，但是有数据表明，"比起几乎不喝咖啡的人，1 天喝 3—4 杯咖啡的人因心肌梗死等心脏疾病死亡的风险更低"。

另外，过去人们还认为，"长期喝咖啡的人多患有胃癌、肺癌"。但其中有深层原因，那就是从前很多经常喝咖啡的人也会经常吸烟，咖啡是否直接导致了癌症，这一说法缺少依据，有待商榷。

如今随着统计学的进步，数据变得更准确了。最新数据表明，1 天喝 3—4 杯咖啡的人活得更长久。

不过这主要是咖啡中含有的抗氧化物质"绿原酸"的效果，而不是咖啡因的功效。请大家记住，"可以大量摄入咖啡因"这个观点是有问题的。

【甜酒是"可饮用的输液"】

我们从甜酒中可以获取营养均衡的优质蛋白质。

因其含有丰富的 B 族维生素、叶酸、食物纤维、葡萄糖等物质，所以最近被叫作"**可饮用的输液**"。

提起甜酒，现在大家的印象是它一般在冬天加热后饮用。但是在江户时代，甜酒却作为一种夏季帮助恢复体力的饮品而大显身手。

在众多百姓因为酷热高温而死亡的时代，甜酒被公认为是维持体力、预防夏日倦怠症的饮品。为此，幕府为了能让老百姓都喝上甜酒甚至设定了甜酒的价格上限。

当然，不限于冬季夏季，甜酒是一整年都可以喝的优质饮品。

热牛奶又如何呢？

有人习惯在睡不着的时候喝点热牛奶，但实际上意义不大。牛奶中含有的钙既不能抑制焦躁，也不具备抗疲劳效果，所以不能说喝牛奶能带来什么实际效果。

其他饮料的话，我推荐**番茄汁**。其中含有的"番茄红素"成分可以发挥抗氧化力。

虽然市面上销售的蔬菜汁中也含有维生素，但因为其中也含有不低的热量，注意不要喝太多。

在闷热的季节，容易发生脱水和中暑。这种时候，就推荐大家喝**运动饮料**，而不是普通的饮用水或是矿泉水了。

流汗后，钠和氯（氯离子）会缺失，而运动饮料中含有适量的此种物质。我们从自来水和矿泉水中是无法摄取这些物质的。

此外，拉肚子的时候，体内的矿物质会流失，所以喝运动饮料效果更好。不过，就像前面提到的，需要注意不要过度饮用。

【喝酒就喝"1 杯红酒"】

有人觉得反正这个酒度数不高，就拼命喝，这样是不可取的。对于度数不是很高的酒，只要不过度喝，那么在感到疲劳的时候还是可以来一点的。

红酒中含有被叫作"红酒多酚"的物质，**喝一杯水果酿造的酒，例如红葡萄酒，可以预防心肌梗死。**

常喝红酒的法国人，由于心脏疾病导致死亡的概率更低。虽然这一说法被叫作"法国悖论"①，但实际上，有数据表明，常喝红酒的人比不喝红酒的人患上心肌梗死的概率要低。这不是因为酒精的作用，而是因为红酒多酚。

不过从长远来看，酒精肯定有害健康。

---

① 1990 年，美国《健康》杂志的记者爱德华·多尼克指出：由于法国人的饮食习惯，特别是常喝红酒，他们得心血管疾病的风险远远低于美国人。

从其对肝脏的影响来看，喝酒也绝不是好事。

有一个测量基准叫作"1 个酒精单位"。

这"1 个单位"换算为纯酒精，相当于 20 克。

换算到啤酒就相当于 1 瓶中瓶啤酒，日本酒相当于 1 合，红酒相当于 1—2 杯。

1 瓶中瓶的啤酒含有的酒精度数为 5%，500cc 的量就相当于 1 个酒精单位。

日本酒和红酒的酒精度数为 14% 左右，1 合日本酒或 1—2 杯红酒计算得到的酒精量几乎相同。

这种程度的酒精量，能起到促进血液循环的作用，带来的放松效果也会对大脑有益，对健康也会产生积极的影响。

不过，对体内没有乙醇脱氢酶和乙醛脱氢酶的人而言，饮酒是危险的。

如果想长期健康地与酒为伴的话，最好"每天的摄入控制在 1 个酒精单位以内"。

POINT 选择具有"抗氧化力"的饮料

提高疲劳修复能力的"维生素C"和"咪唑二肽"

有人通过服用保健品来对抗疲劳。

在数以千计的保健品中，复合维生素脱颖而出，但如果是按时按点吃饭的人，并不需要特意服用这种东西。

最新医学研究表明，实际上"无法证实复合维生素具有实实在在的效果"。

美国约翰·霍普金斯大学的埃德加·米勒教授对复合维生素是否能预防心脏病发作和癌症，以及是否能改善65岁以上男性的认知功能进行了调查，并得出了多项研究成果。

这项调查以总计45万人为研究对象，进行了27项研究，结论是复合维生素对预防心血管疾病和癌症无效。

此外，美国进行了一项调查，把65岁以上的6000名男性分成两组，一组服用复合维生素，另一组服用安慰剂，这项验证持续了 12 年之久。

但是，在检查认知功能结果上，并没有发现两组之间的差异。

结果就是在医学数据上，复合维生素基本没有优于安慰剂的效果。

埃德加·米勒教授确切地表示："虽然我们的调查是基于人们认为'服用了复合维生素会变得更健康'这一事例，但进行了医学调查后得知，其中并没有证据可以证实复合维生素的长期效果。"

【一般的饮食生活中不需要补充"复合维生素"】

从营养层面来看，复合维生素包含的物质中，需要注意摄入量的有维生素 A、D、E、K。

这类维生素 A、D、E、K 是"脂溶性维生素"，难溶于水、易溶于油。因此，过量摄入后会残留在体内，所以一定要注意不要摄入过量。但在一般推荐的摄入范围内的话，是不会达到损害人体健康的剂量的。

就前面提到的，综合判断美国进行的大规模调查的结果得知，除了不太吃蔬菜、只吃碳水化合物的偏食人士以外，其他人都不需要主动服用复合维生素。

宣称具有缓解疲劳效果的其他保健品又如何呢？

被视为对肝脏有益的"鸟氨酸"[①]与复合维生素的情况基本没什么两样。它具有在体内生成能量的作用，是人体必需的氨基酸，虽然它对营养不良以及热量不足的人有效，但一般保持正常饮食生活的人并不会缺少这一物质。

因此不能盲目地相信宣传语上写的"对缓解疲劳有效"，什么保健品都吃。

实际上，在我诊所中经常开给患者的保健品是**"咪唑二肽"**和**"辅酶 Q10"**。

关于咪唑二肽对缓解疲劳的优异效果，正如本书前面所说的那样。

希望大家在购买市场上销售的咪唑二肽保健品时，注意**选择标有"咪唑二肽认证标记"的产品**。

这种产品可以确保前面所提到的，通过日常摄入产品达到人

---

① 鸟氨酸是一种氨基酸，主要作用于尿素循环，能够去除体内多余的氮。鸟氨酸对于清除身体废物非常重要。

体一天所需的 200 毫克咪唑二肽，从而缓解疲劳。

市面上销售的不带有认证标记的产品中，有的产品含量不足，或是标着"配合含有咪唑二肽的鸡精 200 毫克"等混淆视听的语句，请大家提高警惕。

大家对辅酶 Q10 更倾向于有这样的印象——它是一种美容饮品，但同时它也承担了"辅酶"的作用，在体内所有细胞中生成能量。

我们的体内也可以合成辅酶 Q10。实际上，大多数人都没有必要服用含辅酶 Q10 的保健品。

但我们得知，随着年龄的增长，人体内合成咪唑二肽的能力会下降，所以老年人可以从保健品中摄取。

【首先对疲劳进行一次"大扫除"】

本书前面写道，美国的研究结果表明，在医学上复合维生素并没有优于安慰剂的效果。

在我们进行的"疲劳定量化及抗疲劳食药开发项目"中也已经确认了，通过单独摄入维生素 C 是无法检出具有长期的抗疲劳效果的。

我们进行了临床调查，让患者连续四周每天服用 3000 毫克维生素 C，然后与服用安慰剂的患者比较，并没有验证出其具有抗疲劳效果。

虽然我们有过想要增加摄入量再次调查的计划，但是一天摄入 3000 毫克以上维生素 C 容易引起腹泻，此外还存在血液氧化、引起结石的风险，所以做这个调查不大现实。

不过，**维生素 C 是一种有非常强的抗氧化力的成分**。摄入 3000 毫克后至少可以短暂地战胜引起疲劳的元凶——活性氧。但是，我们无法验证维生素 C 的抗疲劳作用也正是因为它在体内发挥作用的时间太短。

因此，我们又进行了别的尝试，让患者在服用维生素 C 的同时，服用在体内发生作用效果更持久的咪唑二肽。

咪唑二肽的优点是，它的抗氧化力并不是很强，但可以长久地作用于大脑。不过在一下子减少全身的活性氧这点上，抗氧化力强的维生素 C 更胜一筹。

所以，**服用维生素 C，可以快速清扫掉人体内的活性氧，在此基础上，进一步发挥咪唑二肽在大脑中的持续作用，通过这一方法，缓解疲劳的效果得到了显著提升。**

单独摄入维生素 C 并不能起到抗疲劳效果,但是和咪唑二肽同时摄入就能发挥它的效果了。我建议感到非常疲劳的人群同时摄入这两种成分。

POINT 摄入保健品也要有效地进行组合

/ 第二章 /

给身心造成负担的生活方式

热水澡、运动指标、直射阳光、繁忙的周末

过冷、过热带来的精力消耗超乎想象

通常情况下，你会把房间的空调设成几摄氏度呢？

你是否在炎热的夏季和寒冷的冬季都把空调设置在让人体感到舒适的温度？体感温度的不同会引起"疲劳方式"的变化。

室温指的是空间自身的温度，但实际上还要考虑到辐射热（天花板和墙壁辐射的热量，以及身体周遭物品散发的热量）的影响，所以体感温度并不等于室温。

此外，与体感温度不同的是，室温还与湿度有关，湿度低会觉得温度更凉爽。房屋结构不同也会导致对温度的感受有所差异。

因此，"室温在某某摄氏度最好"并不能一概而论。

男性体内产生的热量较多，所以较低的温度可以让男性感到舒适；女性由于肌肉含量较少，体内产生的热量也少，所以女性在较高的温度下会感到舒适。

总体来说，大家要有这样的认识，即最好把空调设定为让自己感到舒适的温度，**"设定的温度无法让自己感到舒适，则对身体不利"**。

感觉热了会流汗，而冷了则会起"鸡皮疙瘩"。

这两种反应都是**自主神经已经疲劳的显现**。

考虑到工作场所内还有其他人，所以把空调设定为让自己感到舒适的温度可能有些困难，但是请大家注意可以适当地增减衣物，尽量让自己的体感"舒适"。

控制湿度可能较难，但是在冬季加湿、在夏季除湿，仅仅做到这两点就会让舒适感有很大提升。现在，可以放置在桌面上的加湿器价格实惠，大家能够轻松地买到。

【室温调至 28 摄氏度，效率会降低】

日本东北大地震的时候，政府发出了"为了节电，请大家在 7 月、8 月的盛夏把空调设定在 28 摄氏度"的建议。

但是，把空调温度设定在 28 摄氏度，无论是从医学角度还是从劳动生产的角度来看，都是大错特错。

在 28 摄氏度的室内温度下，引发中暑的可能性会增高。

我们进行了一项实验，结果显示室温设定为 28 摄氏度后，比设定为 25 摄氏度时的能源消耗减少了约 7%。

但另一方面，**在 28 摄氏度的环境下工作 8 小时，与在 25 摄氏度的环境下工作相同时间相比，在工作的最后阶段效率降低了大概 15%。**

于是，工作没有进展，致使加班时间变多了。下班之后仍然在办公室工作，当然也没有达到节约能源的效果；加班的人也更加疲惫了。

政府部门的官员们似乎是以"劳动者无论在怎样的时候，都能发挥 100% 的能力"为前提提出空调温度的建议。而似乎疏于考虑"把温度设定在 28 摄氏度后，劳动者可能不会有 100% 的效率工作"这件事。

实际上，2019 年 7 月，姬路市的清元秀泰市长对我的意见表示过赞同，并实施了"市政府 25 摄氏度计划"。

此前，姬路市和其他地方政府以及政府机关一样，把夏季的空调温度设定在了 28 摄氏度。市政府在把其整体的空调温度设定调整为 25 摄氏度后，记录了工作效率提升了多少，加班减少了多少，以及电费和燃气费（能源消耗量）是否有改变。

结果显示，3 个月的时间内电费和燃气费仅增加了 7 万日元，但在舒适的环境下工作，大家的工作效率得到提升，从而使加班时间缩短，导致人工费用节省了 4000 万日元。

市政府的办公室中，就算只有一个人加班，空调也是开着的，所以总体来看电费和煤气费不会因为空调温度调高而大幅下降；但是如果提升效率、减少加班，空调的运行时间也因此缩短，日积月累的话，完成的工作量并没有减少，电费和煤气费也会下降。从这一结果来看，清元市长从明年开始也会推行"25 摄氏度计划"。

领导了新加坡战后经济发展的第一任总理——被新加坡人民称为"国父"的李光耀曾经说过：

"大家称我为新加坡的国父，但实际上，构建起新加坡繁荣的不是我，而是空调。

"空调以便宜的价格流通，才让现在的新加坡运转起来。如果当今时代没有空调，新加坡的任何一个人都无法正常工作。"

实际上的确如此，这 20 年来，很多取得飞速发展的国家和城市都位于非常炎热的地区。例如新加坡、印度的孟买、阿联酋的迪拜等。

这些国家和城市的人民，曾经在酷热的环境中不得不面对效率低下的问题。但是，随着空调价格变得低廉，在办公室等场所也越来越普及，这些国家和城市的经济也一下子发展起来。

【流汗后身体会疲劳】

大部分日本人，在盛夏时节的白天会开着空调，睡觉时会选择定时，让空调在入睡后自动关闭。

但是在夏季，即便已经入睡，从健康层面来看，睡着后关闭空调也绝对不是一件好事。

盛夏的热带夜（指最低温度在 25 摄氏度以上的夜晚），关闭空调不仅会提高中暑的风险，还会让疲劳积压，是引起夏日倦怠症的一大原因。

其表现之一是，在夏季炎热的晚上关掉空调睡觉的话，早晨起来后会出很多汗。

出虚汗本身是自主神经已经非常疲乏了的表现。

出汗是自主神经想要努力调节体温的证据。

可以说，在这种状况下，睡眠不仅不能缓解疲劳，还给自主神经增加了和运动时所承受的相同的负担。

因此，晚上睡觉时，无论是夏季还是冬季，最好把空调设定为人体感到舒适的温度，并且保持空调常开，这样对健康有益。

请大家记住，已经感到"热"或"冷"的时候，勉强自己默默忍受，只会让自主神经更加疲弱，进一步积压疲劳。

不增加自主神经的负担是缓解疲劳的第一步。

日常生活中，尽量不要增加自主神经的负担。如果已经有了负担，就只能通过良好的睡眠来恢复了。

我们在白天的日常活动中能做的就是，首先不要增加自主神经的负担。

POINT 现在的室温"舒适"吗?

"运动一下，神清气爽"是真的吗？

你的周围是否有这样一种人，每天辛勤工作，无论是否疲惫，一到休息日就奔向健身房，在跑步机上跑上几公里，或者特地到室外跑上几圈？

他们美其名曰——"运动一下会神清气爽""跑一跑，出身汗，身体会变得轻盈"。真是这样吗？从人的身体机制来看，这反而是种危险的行为。

虽然有很多人为了健康跑步，但是**过度跑步反而会损害健康**。

【运动是导致"慢性疲劳"的原因!? 】

之所以感到"最近真的好累啊……"也许运动就是原因之一。

为了健康，有很多人会勉强自己跑步。但请大家想一想，非洲大草原上没有狮子是会主动训练的。就像没有狮子会为了获得猎物每天坚持锻炼一样，人类本来也没有必要在日常生活中过度运动。

但是，因为饱食文化的影响，仅是在正常生活之中，也有人因此变得肥胖。不过，人类发展到这一步仅仅花了100年左右。在此以前，肥胖并不被视为是一个问题。

几十年来，在各式各样的观点中肥胖之害都被提到过。因肥胖导致患病风险增高也是事实。所以运动就成了必要项。

但是，以小白鼠为对象的实验却向我们展示了出乎意料的结论。

那就是，幼年期被投喂太饱的小白鼠会缩短寿命。而幼年期没有被投喂太饱，只吃七八分饱的小白鼠则寿命更长。

其中，寿命最短的是在幼年期被投喂太饱的基础上，又每天定期运动的小白鼠。

相反，寿命最长的小白鼠是在幼年期吃七八分饱，成年后的喂食也控制在不会变胖的范围内，没有强制运动，过着日常生活的小白鼠。

结果就是让人怀疑每天严格地坚持运动是否真的对长寿有益。

现在，日本长寿人口最多的地区是长野县，但据说以前是冲绳县。

人们认为冲绳人都很健康，而且都经常运动，其实这一印象是错的。冲绳人不怎么运动。如果在冲绳看到有人在外面走了几百米，那一定是从本岛来的人。实际上，土生土长的冲绳人，到了就算只有 50 米距离也要开车出行的地步。

而且，从前冲绳人不得不以粗粮为食，加上不怎么积极运动，所以长寿的人才会多。近年来，随着生活变得富裕，饮食也变得多元化，冲绳人也患上了生活习惯病①，结果就是他们不再那么长寿了。

---

① 生活习惯病就是以不良生活习惯为主要原因引起的疾病，包括肥胖症、糖尿病、高血压、高血脂、心脑血管疾病、慢性肝疾病、部分恶性肿瘤等，其发病与患者日常生活习惯和行为方式密切相关。

【每天的定量"运动"最不可取】

最近人们普遍美化运动，但从医学上来看问题很大。

虽然控制体重很重要，但只要不是极端的肌肉萎缩，实际上不太运动的情况下，长寿的可能性更高。

不过，**在不减少肌肉含量的程度下，最好进行适当的散步与徒步运动**。因为肌肉力量降低后，生长激素很难生成，所以更容易对与消除疲劳息息相关的睡眠质量造成阻碍（关于生长激素与睡眠的关系会在后文提到）。

但是，我不推荐大家严于律己，每天都定量地运动。因为身体状况每天都会变化，所以最好视自己的身体量力而行。

很多来到我诊所的患者认为要每天都保持运动，但我会第一时间制止他们。让自主神经状态比较差的人运动，实际上是非常危险的事。因为这只会让症状恶化。这些患者**首先要解决的问题是调整自主神经，运动则是后话了**。

如果担心肌肉力量下降，只要散步就可以了。散步的时间控制在 10 分钟左右，最多 1 公里就够了。可以毫不夸张地说，跑步基本等同于自杀行为。大家应该形成这样的认识，特别是会**大量出汗的跑步，会给自主神经带来极大的负担**。

最近，掀起了一股健身热，有很多人每天坚持运动，但遗憾的是，比起"不运动的不健康人群"，"坚持运动的不健康人群"在不断增加。

提倡"运动有益于健康"的只有发达国家。但即便是这些发达国家，从前也没有健身房，更没有人毫无意义地主动坚持跑步。而在温饱都不能得到满足的发展中国家，无论是健身俱乐部还是坚持锻炼的人，本身就稀少。发达国家的人寿命长是因为卫生状况的提升以及医疗的进步，而不是因为运动。如果发展中国家的人也能在相同环境下生活的话，他们也会长寿。

POINT"10 分钟散步"更有益于身体健康

3 个检查认清自己的"疲劳等级"

前面提到的那些因为勉强自己运动而引发的事故,现在已经屡次发生。

尤其是老年人,血管硬化脆弱,自主神经功能下降,更易引发心肌梗死和脑梗死。

此外,即便是健康的老年人,他们对温度的感觉与年轻时相比也是有所迟钝的,在炎热环境下的过度运动也会引起中暑。

当身体发生异常变化时,几乎都是在本人还未觉察到疲劳感的情况下。

人类的疲劳感会在不知不觉中消失,让人捉摸不透。

在这点上,动物非常诚实,它们会忠于自己的感觉行动。

人类由于前额叶发达,想要获得"更多"的欲望强烈,进而也得到了进化与发展。但是另一方面，人类这种渴望进取的欲望甚至可以麻痹自己的心情和感觉。这一点也许就是人类的"贪婪"。

原本被当作"为了健康"的运动却成了引发疾病的源头，所以我希望大家不要勉强做运动。

在所有运动中，我希望大家特别要注意"周六早晨的高尔夫"。

周五很晚到家，睡眠不够，第二天早晨又四五点起床，奔赴远方的高尔夫球场。

身体还完全没有从疲劳中恢复，却要挤出时间、花费金钱跑到久违的高尔夫球场。看到绿色的草坪，涌现出一股快感，原本应有的疲劳感烟消云散。

这就是内心感到"畅快"，从而使疲劳感消失的情形。

在这种状态下开启一天的比赛，基本上都是打得七扭八歪。心想着不能给同伴还有正在等待下一发的人增加麻烦，于是不由得跑了起来。反复地打球、跑步……当跑到第一洞的果岭①上时，已经上气不接下气了。

————————————

① 果岭是高尔夫球运动中的一个术语，是指球洞所在的小山丘，该山丘上通常会将草修剪得较短。果岭二字为英文 green 音译而来。

在身体还没完全被唤醒的清晨，由于前天的过度劳累而非常疲惫的自主神经，会因为此刻的运动导致的血压上升、心跳加速而拼命地工作，以补充氧气不足。

接着到了挥杆时刻。屏息低头，把精神集中于球上。

因为屏住了呼吸，心跳变得更快，血压飙升，就在这低头的一瞬间，血液一下子涌向大脑，甚至会发生血管爆裂的情况。

救护车就是在这种时刻出现在了高尔夫球场。所以，周六早晨打高尔夫是最危险的。

【不流汗的 15 分钟拉伸是有效的】

疲劳状态下的运动，会对身体雪上加霜，所以是不可取的。再重申一下，"运动消除疲劳"是错误的认知。

不过，改善血液流动的拉伸，有时可以起到积极的作用。

这里指的不是流汗的剧烈运动，而是 15 分钟左右的拉伸，这就足够了。如果是 30 分钟以上，那就变成了"运动"。

就像本书之前反复提到的，最好不要积极地进行挥汗如雨的运动。

增强血液流动的确非常重要，所以散步这种程度的运动没有坏处，拉伸和瑜伽也就足够了。

不过，我不推荐大家做高温瑜伽，因为这种瑜伽也会强制让你流汗。

【"身体疲惫"的时候要减少"头脑的疲劳"】

有一种检查自主神经疲惫状态的方法。

那就是用加法来回顾自己每天的运动量。

这不仅限于运动，还可以运用到工作上。问问自己，今天，

"体力消耗了多少？"

"伏案工作了多久？"

"精神压力增加了多少？"

请用这三种加法进行思考。

关于给自主神经造成负担这件事，上面提到的压力都是相似的。

有的人可能想着"今天伏案工作了好久，要不运动运动转换一下心情吧"，但在这种伏案工作过久的日子里，是不可以运

动的。

此外，当内心感到压力，例如被上司斥责了，这种日子反而也应该避免加班之类的事。

也就是说，无论是运动还是伏案工作或是心理上的压力，实际上都会给自主神经造成负担，有一点是共通的，那就是任何原因的压力都会损伤自主神经。

所以，如果这3种压力中的任何一种增加了，那就要减少另外两种压力。

POINT "疲劳" 是累积计算的

"热水澡"会给身体造成极大负担

出汗有益于健康，听上去像是煞有介事的一句话。

其实"出汗会加快新陈代谢"的认知是错误的，因为实际上是"血液流通情况改变，新陈代谢加快，身体负担加重，结果才导致了流汗"。

有很多人正是有了这样错误的认知，所以"为了消除疲劳"而长久地泡在滚烫的温泉里，让自己多出汗。但是从疲劳医学的观点来看，这反倒是不推荐的行为。

从前，NHK 有个叫作 GATTEN 的生活信息类节目，在节目中我负责了一项实验，得出了一个显而易见的结论——泡温泉前和泡温泉后相比，"人在泡温泉后反而更疲惫"。

我们邀请温泉爱好者参与，带他们前往并包下了伊豆温泉旅馆，用拍外景的方式验证温泉的抗疲劳效果。

然后，对他们进行了 5 次采血，分别是从东京出发前往温泉时的"坐大巴时"，"到达温泉旅馆泡温泉前"，"泡温泉后"，"睡觉前"以及"第二天早晨起床后"。

我们测试了血液中的"FF（疲劳因子）"这一疲劳物质的数值，让人惊讶的是基本上所有数据都表明"**泡温泉后是最疲劳的**"。

因为节目证明了"即便泡了温泉也绝对消除不了疲劳"，所以在节目播出的第二天，温泉业界人士就一窝蜂地冲到电视台抗议。事后不久，节目组就把"温泉"改成了"热水澡"。

实际上，温泉本身是没有问题的。**有问题的是"长时间浸泡在热水中"这件事。**

【"剧烈的体温变化"会增加人体负担】

不知大家是否会把家里的洗澡水温度设定在 42—43 摄氏度这样较热的温度呢？

而且很多人认为让头部以下的身体泡入热水中泡澡，出一身大汗、身子变暖，就可以消除疲劳了。

但是，由于人体的深部体温①在 37 摄氏度左右，所以长时间浸泡在 42 摄氏度的水温中，体温会被迫急剧上升。

这对于想要把体温维持在一定温度的自主神经来说，无异于是大大的暴行。流汗是自主神经试图拼命降低体温的结果。

泡在热水中的时候，自主神经不但得不到休息，还会陷入重度劳动。

因此，严冬时节，由于"寒冷"跳入大众澡堂的滚烫热水中，或是去洗浴中心蒸一下桑拿，之后又跳入冷水中沐浴，这样的行为会让体温反复发生激烈的变化。

心跳和血压也会被迫发生巨大的波动。

大家要意识到，这种行为基本上就是在虐待自主神经。

有人说"泡完热水澡后来一杯冰饮料能让人心情舒畅"，这实际上也是一种危险的行为。

此处的详细原因我会在结尾处谈到，**这样做与制造"没有疲劳感的疲劳"一样，冰饮料只是激发出了大脑中的多巴胺与 β 内啡肽等"快乐物质"而已。**

实际上，疲劳不但完全没有被消除，反倒是变本加厉了。

---

① 人机体深部（心、肺、脑和腹腔内脏等处）的温度称为深部温度。

【最不会累的洗澡方式——"蜻蜓点水"】

那么，什么样的洗澡方式最理想呢？

那就是"**在疲劳的时候冲一下淋浴就可以了**"。

因为泡在澡盆里会徒增疲劳，所以冲一下淋浴就行了。

请大家记住，在温水中冲一下身体的短暂的"蜻蜓点水"式洗澡，不会引起体温的急剧变化，对自主神经是最温和的。

尽管如此，还是有人希望在劳累的时候好好地泡个澡。寒性体质的人，还是需要暖身的。

这种情况下，**只要把下半身浸泡到 38—40 摄氏度的温水里，泡一个 10 分钟左右不出汗的半身浴就可以了**。

这里半身浴中提到的"只暖和下半身"非常关键。

如果连上半身都暖和了，那么交感神经就会占上风，但是只**暖和下半身的话，副交感神经会占上风，所以大脑得到了放松，自然就能获得优质的睡眠**。

这里提到的"下半身"指的是心脏以下，也就是腋窝以下的部分。而"上半身"指的是肩膀往上的部分。

其中，变暖和后会有危险的是大脑。

头部充血就是自主神经发出的警报，表示着大脑温度上升从而无法控制深部体温了。

感到头部马上就要充血的时候，请立刻从浴室中出来，在凉爽的地方呼吸一下新鲜空气。实际上，鼻子是"大脑的冷却装置"。鼻腔上有大脑的自主神经中枢，鼻子可以帮助发热的大脑进行冷却。

这就是室内浴室会导致人头部充血，而露天浴室则让人感到舒畅的原因——鼻子吸入了室外凉爽的空气，大脑温度不易上升。不太寒冷的季节，可以开着门窗洗澡。

POINT 头部充血是大脑温度上升发出的警报！

戴上墨镜遮蔽"疲劳光线"

很多人有这样的印象——"皮肤晒成小麦色的人是健康的，而皮肤苍白不晒太阳的人看着不太健康"，这是完全错误的。倒不如说经常晒太阳的人反而更容易疲劳，更容易变得不健康。

因为当人们沐浴在太阳光的紫外线之下时，导致疲劳的"活性氧"会在人体内生成。

从前，提到"预防紫外线"，可能就会让人联想到这是女性为了防止出现色斑及皱纹而采取的美容手段，但是从不让疲劳积压的方面来说，防止紫外线也是十分重要的。

不仅是女性，男性和儿童也要主动佩戴太阳镜。

【疲劳程度会根据晒太阳方式不同而改变】

大家是否知道紫外线进入眼睛后，甚至连没有暴露在外的皮肤也会被晒黑呢？

对于人类来说，紫外线是会改写细胞 DNA 的大敌。

紫外线进入眼睛后，角膜会察觉到它。

然后，大脑做出反应，激活全身的黑色素细胞来抵御紫外线，从而产生造成晒黑和色斑的元凶——黑色素。这就是紫外线仅仅只是进入眼部就能引起皮肤变黑的原因。

此时，自主神经接收到紫外线进入的这一信号，会摆出战斗态势，从而引发疲劳。

实际上，我们在看马拉松比赛的直播时，会发现基本上所有选手都佩戴了太阳镜。那并不是因为太阳光刺眼这种单纯的理由。

如果不佩戴太阳镜，大部分紫外线进入眼部，结果会导致全身疲劳进一步被放大。

外出及运动时，如果要暴露在阳光之下，这时佩戴太阳镜的话，就会减轻疲劳，请大家务必掌握这一避免疲劳的方法。

购买太阳镜的时候，请选择隔绝 90% 以上紫外线、镜片与脸部之间没有间隙、太阳光难以进入眼睛的太阳镜。

挑选太阳镜的时候还要注意，镜片颜色的深浅与紫外线隔绝率无关。

此外，大家也许会认为"只要在阳光强烈的日子戴太阳镜就好了"，但实际上阴天的时候紫外线也是很足的。

顺便一提，一年中紫外线最强烈的日子并不是夏季，而是 5 月至 6 月，这一时期大家尤其要加强防范。

当然，炎热的 7 月和 8 月，请大家也一定不要忘了准备好太阳镜。

POINT 一定不能小看"进入眼部的紫外线"

何谓身体真正需要的"消遣"

有的人在连休的时候通过外出兜风来排解压力，让疲劳一扫而光。但是，兜风实际上是一种诱发疲劳的行为。

驾驶经常要一边分配注意力，一边持续握住方向盘，比伏案工作的紧张度还高，所以即便本人想要通过兜风来消遣，自主神经实际上更加疲惫不堪了。

平时在完成了劳累的工作后，休息日再做一些让人疲惫的事，也只会让疲劳变本加厉。

所以，比起兜风消遣，在房间里休息更好。

也有人说："因为喜欢驾驶所以不会疲劳。"但从身体的角度来讲的话，这是一个谎言。我们要记住，**在做自己喜欢的事情时，没有疲劳感的疲劳会更容易积压。**

在"今天好累啊""今天做了好多工作啊"的日子里，不要奖励自己做喜欢的事，而要"无所事事"，这才是对自己最好的嘉奖。

疲劳的状态下，身体会因为氧化压力和活性氧而陷入生锈状态。

给身体除锈的最佳方式就是什么都不做，躺下睡觉。

【不存在主动训练的动物】

休息日如字面含义那样，就是"休息的日子"。

前文也提到过，狮子是不会主动训练的，与之相同，我们也没见过其他动物会主动训练。

"休息的时候就休息"是动物本来该有的姿态。

休息日还特意主动训练，这是人类欲求不满的表现。

休息的日子还在工作，就不能叫作休息日。

一般情况下，大家一天的工作时间大约为 10 个小时，即 8 个小时的上班时间加上 2 个小时的通勤时间。看看其他的食肉动物或是杂食动物，我们会发现没有动物是活动这么长时间的。

现代人工作 10 个小时显然是不正常的。即便平时保持正常的睡眠，绝大多数人也依然难以通过完全休养来恢复体力。1 周彻底休息一两回是绝对必要的。

如果在那样的休息日还要做运动、做家务活等令人疲倦之事，疲劳会不断积压。很多人虽然不至于达到因为家务活儿累倒的地步，但也在休息日反倒积压了疲劳。

难得一周休息两天，其中一天就"什么都不要做"吧！这才是理想的状态。

不要冒冒失失地去旅行，让神经紧绷，为两天的休息日安排一场满满当当的两天一晚短途游。因为这种旅行只会额外增加疲劳。

【"闲暇 = 不好"，你是否对此深信不疑？】

作为生物的理想生活就是一整天都无所事事。

不过，人类是有欲望的生物，即便抱有这样的想法也无法这么做。人类生性悲观。尤其日本人更是如此。

例如，日本人就算是去国外度假，也不擅于在泳池里泡一整天发呆。而是急于想"一定要做点什么""是否还有更有意思的事"。

有些人的口头禅就是"好无聊啊"，他们总是想做点更有趣的事。

正因为如此，日本才取得了今天的发展，但是从疲劳的观点来看，像小猫小狗这样，没有必要的时候就不动，这才是人类本来理想的姿态。

我们现代人已经过于焦虑了，总想着："不能闲下来，一定要做点什么。"但是，小狗和小猫是不会因为闲暇而感到痛苦的。

结果就是，人类连休息日都像被什么东西驱赶着似的进行娱乐活动，导致了过度疲劳进一步增加。

我们需要接纳无所事事的文化，如果人类能乐在其中、享受于此，那么将会更轻松吧。

经常有患者问我"劳累的时候要做点什么才好呢？"我的答案是什么都不要做。

治愈疲劳的东西就是"什么都不做"，能够做到这点的人也许就可以称为"不会疲劳的人"。

我也喜欢乡村和偏僻之地。每每去到那里，既没有网络也没有电视，什么都不能做。正因为毫无办法，我会选择发呆放空自己。因为除此以外就没有别的可做之事了。

不要勉强自己，享受无所事事，享受只有发呆的时光吧。

POINT 每周一天"任何事情都不做的日子"

/ 第三章 /

工作方式改变一小步，疲劳缓解一大步

眺望远方、闲庭漫步、打开窗户、创造独处时间

每小时去一趟厕所

你是不是一旦在办公室开始工作，很多情况下就会一整天都面对电脑伏案工作呢？

你是不是遇到过这种情况——一直坐在椅子上，虽然做着与以往相同的工作，但是到了晚上就浑身疲惫。

但是，即便同样是做一天的伏案工作，有的人精疲力尽，连回家都很吃力，有的人却看上去并不累，还能精神抖擞地回家。

他们的区别在哪里呢？

【"口渴前"认真饮水】

为了长时间伏案工作也不感到劳累，**我们要频繁地喝水，频繁地去厕所。**

理想时间是 30 分钟一次。

至少也要一个小时去一次厕所。

人类体重的六成是由水分组成的。其中体液承担了多种作用，包括把疲劳物质和老化物质排出体外、维持体温、运输人体所需的营养物质等。

体液减少会导致血流不畅，这对于想要让体内环境持续维持稳定的自主神经而言是巨大的负担。

此外，由于活性氧的氧化作用（锈蚀）而产生的老化物质无法排出体外，也会导致疲劳积压。

小口喝水，无论多少，都能加快血液流动，提升内脏机能，从而减轻自主神经的负担。

一小口一小口地喝也可以，认真地补充水分，让副交感神经占上风，可以起到放松的效果。

但是，一次性大量饮水，会导致体液失衡，所以不建议大家这么做。"认真地少量饮水"才是重要的。

也就是说，不要"口渴了才喝水"，要养成"不怎么口渴的时候就认真补充水分"的习惯，这样就不容易疲劳。

桌子上常备矿泉水，炎热的时节备些运动饮料。

尤其是最近，办公室内一年四季都开着空调，所以空气异常干燥。正因为这样，我们更不能忽视补水这件事。

此外，为了上厕所我们至少要每隔一小时"站起来"一次，这一点非常重要。

久坐会导致流向肾脏的血液减少 10%。为什么会这样呢? 因我们的坐姿让腹股沟（人体腹部与腿部交界处的凹沟）呈弯折状。

这对身体来说是意料之外的巨大负担。

血液需要通过恒常流动来防止凝固。但是，一直坐着的话，下肢细静脉中的血液流动就会变缓。于是，成为疲劳物质元凶的老化物质就难以被排出体外。

这种状态发展得严重的话甚至会到威胁生命的地步，飞机上出现的"经济舱症候群"[1]就是其中之一。

"经济舱症候群"的表现是，下肢血流阻塞，血液凝结成块，

---

[1]　一般经济舱的座位非常狭小，很容易造成血栓，而引发呼吸困难，此现象被称为"经济舱症候群"。

形成"血栓"。血栓而后移动至肺部血管，堵塞通路，引起肺梗阻，让人觉得难以呼吸、胸部疼痛，然后倒地不起。

这种情况不仅限于乘坐飞机的时候才发生。

长距离的驾驶以及像出租车司机这样不得不保持久坐姿势的职业人员身上，也发生过由于"经济舱症候群"而丧命的例子。

"在同一位置，维持同一姿势几乎不动"，这对于人类来说是非常危险的状态。

在办公室里守着办公桌不放，一味地坐着干活儿的人也是如此。

【站起来走一走，疲劳物质就会排出】

为了防止这种危险的状态，不让疲劳积压在体内，我们不要一直坐着——也就是说，要站起来走一下。

只要站起来走一走，血液流动就会回归正常状态。

首先，血管弯折的地方会变直，血流通畅，走一走，流向肾脏的血流就能回归良好的状态。

其次，走路这一动作会让脚部肌肉收缩，会形成"挤乳作用"①。脚部滞留的血液以及淋巴液等体液通过肌肉的收缩和放松，回流至心脏。

此外，肾脏还是产生尿液的器官。**血液流向肾脏，会产生尿液，而后疲劳物质、老化物质与尿液一同排出体外。**

站起来去上厕所，活动了脚部，也改善了血液流动。于是，肾脏的血流一下子变得通畅，自然会催生尿意。

大家是否遇到过"回过神来，已经坐了几个小时，一次都没去过厕所"这种情况？这样的话，疲劳是理所当然的。

"站起来走一走"不会让疲劳积压，所以对身体来说是最佳的拉伸运动。

不仅限于伏案工作，开车、坐大巴或是乘电车的时候也可以采取相同的方式。长时间驾驶时，只要定期地开到服务区停一停，或驶入便利店的停车场，下车走一走就行了。

从前，我做过这样一组实验。

在工作 8 小时的条件下，

(A) 每两个小时休息 20 分钟

(B) 每 30 分钟休息 5 分钟

① 肌肉和静脉的收缩和松弛，将静脉血由末梢运回心脏，称之为"挤乳作用"。

确认疲劳的程度会如何变化。

结果显示，尽管（A）和（B）的工作时间及休息时间合计没有变化，但（B）"每30分钟休息5分钟"的情况下效率不仅没有下降，疲劳程度还更轻。

"连续工作后再尽情休息"看上去似乎像是能干的职场人士的行为。

但实际上，实验证明**不间断地短暂休息才更能够缓解疲劳、提升效率**。

POINT 你是否有过"久坐疲劳"？

创造"波动"的工作环境

当今越来越多的现代化大厦及公寓里，没有外部光线进入，空调也时常开启，空气不流通、换气少，隔绝了外界声音。

这样的环境让人全然不知太阳什么时候下山，外面是否下雨了，在这样的地方待上整整一天的人们，一直受到相同的光照，呼吸着同样的空气，感受着同样的宁静。

这是与外界刺激完全隔绝的、不自然的环境。

这种"人工环境"虽然看上去便利性佳、舒适性好，但实际上成了产生疲劳的原因。

【只要打开窗户，就会产生"波动"的环境】

最能让我们定下心来、不感到疲劳并且发挥效率的环境就是有"波动"的环境。

"波动"指的是与一定的平均值有着微妙差异的"不规则的规律性"。这种"波动"，充溢于自然界之中。

例如，请你想象一下，此时你正漫步于森林中。

微风轻轻地抚摸着脸庞，阳光透过树叶的间隙洒下来，小鸟清脆的歌声和潺潺的水声回绕在耳畔，种种这些都是抚慰我们心灵的不规则的"波动"。

自然环境中，这些"波动"原本就存在于所有事物与现象中。

只有在这种"波动"的环境中，我们人类才可以真正地放松自己。

那么，为什么我们可以在波动的环境中得到放松呢？

那是因为波动的环境对于动物来说是最安全、最放松的环境。

例如，在热带大草原上生活的食草动物，会通过微风带来的气味来判断天敌的方位。如果环境没有波动，被天敌袭击的风险就会很高。

此外，还有另一个重要的理由。

那就是，**包括人类在内的所有动物，其自身就具有与自然环境相同的充满复杂性的"波动"**。

无论是测量脑电波、心跳、呼吸、血压还是体温，我们都能发现生物体的活动并不是一成不变的，所有的生物体活动都存在"波动"。

这种人体的"波动"与自然环境的"波动"，基本都拥有相同的复杂性，并且是相通的。

也就是说，我们可以认为，在我们感到"与自身相同的波动"时就发现了舒适性。

在这种"波动"的环境中，让身心处于放松模式的副交感神经占上风，人们就可以感到舒心，所以即便是做同样多的工作，也不容易变得疲劳。

人类原本就是与自然和谐共生的。

从几百万年延绵不绝的人类历史长河来看，人类构建文明、住在钢筋水泥的森林中，只不过是最近一刹那发生的事件而已。

在当下所处的环境中制造出"波动"的方法非常简单。

只要打开窗户，让室外的空气流入室内，"波动"就会产生。

事先打开窗户，外界的空气、光线、声音产生的"波动"就会进入室内。

办公室一直关着窗，如果人一直处于这种空气、光线、声音完全没有变化的环境中，就会更容易疲劳。

【"闻一闻"办公桌上的绿色】

在室内更彻底地增加"波动"的方法就是在天花板上安装吊扇。

安装在天花板上的吊扇旋转着，让室内的空气循环起来，这些空气冲撞到房间的四隅，产生了不规则的气流，形成了适当的"波动"。

同样的方法还有在办公桌上放置小型风扇，让其随意摆动制造出不规则的气流。

其他我希望大家在办公桌上常备的物品还有植物。

科学已证实，绿叶被碾碎后释放出的含有"青叶醇"和"青叶醛"的香气中，含有缓解疲劳的成分。

这被称为"青草气味"，是只有植物才会散发的香气，大家可以想象一下除草后空气中飘荡的气味。

隶属于东京都神经科学综合研究所的尾上浩隆先生做了一项实验，证实了这种"青草气味"的功能。

他让闻了"青草气味"的猴子和没闻"青草气味"的猴子分别连续按按钮。

结果是没有闻"青草气味"的猴子，其作业能力随着时间的流逝降低了；而闻了气味的猴子，其作业能力几乎没有下降。他对人类也进行了相同的实验，再一次验证了"青草气味"的效果。

我们推测，在闻了"青草气味"后，香气成分刺激了鼻内的嗅细胞，这种细胞进入到大脑的神经细胞中，提高了脑神经细胞的机能，减轻了疲劳。

因为这种气味的效果具有速效性，**所以如果我们觉得"真累啊"的话，可以事先在能够立刻闻到香气的地方放一盆绿植。**

最近，大阪市立大学和民间企业共同研究了这种"青草气味"并把它做成商品，成为热点话题。

如果是观叶植物，除了具有观赏价值以外，叶片还要够大；方便摘下叶片闻到香气的品种是最合适的。

在你想闻香气的时候，碾碎叶片弄烂植物，有的绿植品种会流下汁液，弄脏双手。我推荐大家种**薄荷**，它的叶子可以在保持干燥的同时，只释放出香气。

很久以前开始，我就在桌子上放置薄荷了。

把它放进桌上的杯子里培育，合适的时机还可以摘下来食用。举手之劳便可转换心情。

最近，我在大学的办公桌上也放置了薄荷，每周两次就可以享受"收获"的喜悦。薄荷不需要直接光照就能生长良好，非常方便，推荐大家种植。

此外，就像众所周知的那样，绿色可以让眼部休息，当你用眼过度感到疲劳的时候，不妨远眺一下窗外的绿色。

POINT 用风和绿色在办公场所创造"波动"的环境吧

"视疲劳" 其实是神经疲劳

由于智能手机和平板电脑的普及，最近抱怨眼疲劳的人激增。工作中一天对着电脑，回家后或是路途中，也有很多人一直抱着手机不放。

不得不说在这样的生活中，感到眼睛疲劳和头痛是理所当然的。

调节眼睛晶状体的是叫作睫状肌的肌肉。这种肌肉收缩后，晶状体就会变厚，眼睛对近处对焦。反之，睫状肌松弛后晶状体会变薄，眼睛对远处对焦。如果动物的眼睛无法对焦到远处，不仅不能捕获猎物，反而还会遭受外敌侵害。

为此，**人类需要集中精力等紧张起来的情况下，身体原本的机制应该是远眺的**。此时，交感神经会让晶状体变薄，从而得以看到远处。

相反，婴儿在喝母乳的时候，母亲与婴儿的距离只有 50 厘米左右，这是非常近的距离。在喂奶的时候，没有母亲会像追捕猎物时那样精神紧张。相反，此时大脑是处在放松状态的。

大脑放松的状态是在只看到近处、能够安心的时候。此时，副交感神经对眼睛的刺激占上风，晶状体变得很厚。

但是，近几十年来，人类在工作时，也就是在精神紧张的时候，变成了不得不盯着近处。尤其是操作电脑、看智能手机的时候。

这从人体原本的机制来说，是不正常的现象。虽然此时大脑的交感神经已经占了上风，但副交感神经还必须保持对眼部的刺激。这种矛盾就引发了视疲劳。

【视疲劳的问题并不在于"眼"】

现在，有的医疗仪器可以实时监测视疲劳的程度。

例如，如果视线聚焦在 33 厘米处这样一个近距离，并且一直盯着，大脑就必须对睫状肌传达副交感神经的刺激。但同时，近距离的伏案工作又会导致神经紧张，从而使交感神经不得不占上风工作。

这种矛盾持续下去的话，要不了多久睫状肌就会发生痉挛似的抽搐，这种抽搐正是视疲劳的表现。要测量这种眼部抽搐，可以通过监测仪器对"副交感神经异常突起"进行计数，得到的数值与视疲劳的疲劳感密切相关。

也就是说，**从前人们普遍认为视疲劳是眼睛自身的问题，但实际上并非如此，它是由自主神经自身的矛盾引起的。**

在使用电脑伏案工作以及长时间使用平板电脑时，要注意至少每个小时起立一次休息一下，看看远方让眼睛休息休息。当然，你可以从办公室的窗户向外远眺，**但最好是自然地"远眺"，而不是目不转睛地"凝视"。**

可以想象一下，一边散步一边呆呆地望着窗外景色，把目光投向远处。

面对电脑时产生疲劳的原因，除了视疲劳以外，还有伏案工作期间用脑导致的疲劳，同时还有心理压力。

为了缓解这些疲劳，我们要注意适当地起立，外出走一走，转换一下心情，而不是长时间地对着电脑，甚至引发头痛。

【只有"干眼症"才用眼药水】

我们经常可以看到，有的人经常在包中随身携带眼药水，他们总在感到眼睛疲劳的时候使用。我可以很明确地说，眼药水对于视疲劳是无效的。

就像之前提到的那样，视疲劳的原因在于自主神经，所以往眼球里滴眼药水并不能从根本上解决问题。

市面上销售的多种眼药水，都宣称"其中含有的维生素 B_{12} 对视疲劳有效"，但并不存在明确的证据可以证明维生素 B_{12} 对视疲劳有效。

不过，硬说"所有眼药水都完全无效"是不恰当的，因为眼药水对干眼症还是有效的。

自主神经一旦疲劳，眼睛就会容易干燥。大家的确都有眼睛觉得睁不开的时候。这是因为自主神经还控制泪腺。

此时，最佳方式就是**使用成分接近眼泪的眼药水**。最好使用**佩戴隐形眼镜时使用的那种刺激性较小的眼药水**。眼睛睁不开时，或是眼睛干涩不自觉地增加眨眼次数时，滴一滴这种眼药水可以缓解眼睛干涩。

反之，请大家不要使用像刚才提到的"含有维生素 B_{12} 的对视疲劳有效的眼药水""有清凉感的眼药水"等刺激性强的产品。

最近，市面上开始销售一种通过蒸汽来加热眼部的眼罩。

据说加热眼部的这种行为可以使眼周血液流动得更通畅。虽然这一效果也没有经过医学证实，但是通过对眼部皮肤的加热、冷却，人们可以获得"舒服""放松"的主观感受，这件事本身可以让人体从交感神经占上风变为副交感神经占上风，从而转换到放松的状态，所以也不算是件坏事。

POINT 滴眼药水就选"人工泪液款"

肩部腰部疼痛时：调整姿势和座椅

患有慢性肩痛和腰痛是件痛苦的事。

产生这种疼痛的原因之一就是自主神经疲劳。自主神经损耗后，全身的血液流动就会变差，身体会出现各种各样痛苦的症状。

例如会出现头痛、脚部浮肿等，这些症状中让多数人苦不堪言的就是肩酸和腰痛了。

引起腰肩疼痛的原因除了血液流动不畅之外，还有长时间保持同一不良姿势，给腰部和肩部施加了负担。

为了避免因坐姿不当造成的腰部、肩部负担，"选择椅子"就变得很重要了。

如果是长时间坐着不动，我推荐大家选择偏硬的椅子，而不是偏软的椅子。

【坐着的时候，背部肌肉会变成什么样？】

坐在沙发和躺椅这种柔软的椅子上时，人会感到陷了进去，所以背部肌肉就会呈 C 字形。

但是，**不让腰部感到负担的姿势是背部肌肉呈竖向 S 形的状态。**

背部肌肉呈 C 形的话，身体为了获得平衡，就会使头部前伸。长此以往，就会造成头部负担，使肌肉疼痛，血液流通变差。

因此，长时间保持同一姿势时，最好选择偏硬的椅子或沙发，不至于让身体过于陷入其中。

略硬的椅子就可以了。现在市面上可以看到一款电脑椅，它能让上半身保持微微前倾的姿势。坐在让身体微微前倾的椅子上，后背的形态就难以呈 C 形了，所以负担会有所减轻。

据说如果在健身球上坐几小时，施加在腰部和头部的负担也会变轻。

如果把背部弓起，像猫拱背那样的话，背部肌肉就会变为 C 形，大家要警惕这个姿势。

椅子不要坐得太深，身体下意识地稍微前倾，收起下巴，背部肌肉就会呈现 S 形。

无论是什么样的椅子，长时间坐着不动的话，都会导致疲劳，所以每隔一个小时就要站起来走一走。

坐着的时候，不要让腿部长时间呈直角弯曲状，可以伸伸腿、弯弯腿，让血液流动在一定程度上变得更通畅，这是非常重要的。

【湿敷没有意义】

有很多人在肩酸的时候会采取湿敷的方法。

湿敷有温敷贴、冷敷贴，还有加入了具有镇痛散热效果的"吲哚美辛"等物质的湿敷贴。但是，这些湿敷贴基本上没什么贴的意义。

尤其是冷敷贴，完全没有效果。冷敷贴原本就是日本独有的产物。国外没有相对应的"冷敷贴"这种词语。

贴上冷敷贴时，之所以会感到凉飕飕，那完全是薄荷醇的效果。冷敷贴只能带来体感上的感受，无法对患部进行真正的冷却。

薄荷醇只能暂时性地对皮肤表层进行冷却；反倒是热敷贴可以积存热量，让患部实际地升温。

如果真的要对患部进行冷却，一定要用冰敷，不仅是给皮肤表面降温，还要冷却皮肤深处。实际上，美国职业棒球大联盟的投手们，在投球后采取的也是冰敷，而不会使用冷敷贴这种东西。

不过，加入了具有消炎镇痛效果的"吲哚美辛"等成分的湿敷贴，还是有些效果的。

但是吲哚美辛是如何对疼痛起效的呢？它是经由皮肤吸收，通过血流流通，到达脑部来发挥效果的。

所以，腰部疼痛的时候，就算把含有吲哚美辛的湿敷贴贴在肩上，也可以同样得到效果。如果是这样的话，通过口服药来摄取这一成分更为合理、有效。

POINT 你的背部肌肉是否保持了 S 形?

有意识地创造"一个人的时间和空间"

在日常生活中，有的人必须和形形色色的人打交道，他们往往更容易疲劳。这类人群有必要更加重视"个人的独处时间"。

尤其是住在都市的人们，当从"生物"的角度来看待都市人生活状态的时候，会发现他们处于"异常"的环境中。

早晚的电车中塞满了人，这在自然界是很不正常的。如果把小白鼠放在相同的环境中，不到 24 个小时它们就会发生胃溃疡。

在一只笼子里只放 3 只雄性小白鼠，24 小时内也会引起它们胃溃疡。

这个环境转换成人的生活环境，相当于电车的一节车厢中坐了 10 至 15 个人。

但是在实际的满员电车中，一辆车要容纳数百人。这显然是个不正常的环境。

我们还可以看到，在公司所处的办公楼里，有的大型办公室有 100 人以上。

这显然是一种会积蓄压力的环境，人们不知不觉患上胃溃疡也就不足为奇了。

【珍惜"如释重负"的感觉】

在这种环境中，如果身边有可以完全建立起信赖关系的伙伴，我们还是可以忍耐的。

但是，如果身边全是你无法信赖的人，自己的居身之所也无法得到安全感的保障。这就像是让自己一直置身"局外"一样。

这种工作环境下，一直待在公司的人，他们的压力等级是处在极限状态的。

在这种情况下，工作本身就已经是压力了，再加上长期处于这种"格格不入"的状态，压力只会有增无减。

如果一天中有 8 个小时以上都置身于这种环境之中，请至少空出 1 个小时，用来独处。

我建议大家在午休的时候找一个可以独处放松的地方，或是在一群陌生人中度过。

单独吃午饭看起来像是与伙伴们有了疏离，但个人独处实际上很重要。

这样做可以让疲劳的自主神经再次充满能量。

外出工作回到家后，应该会感到"如释重负"。这种"放松"感最好在午休的时候也可以体验。

尤其是在嘈杂环境中工作的各位，希望能把这件事放在心上。

【拥有一处属于自己的"家"】

为了让自己从"局外人"的环境中缓解过来，务必回一趟"家"，重启自己。因此，**拥有一处可以完全回归真实自己的"家"**则尤为重要了。

如果不能拥有自己的家，那么其他场所也是可以的。

自己的爱车里或是车库中也可以。请找一个地方，不用在意任何人的目光，打造一片内心安宁之所。

即便是短暂的 1 秒，也要回到这个"家"里。

最近，有很多顾客会白天只身前往 K 歌房，并不是为了唱歌。K 歌房是一个完全独立的单间，所以形成了私密空间，而且费用相对低廉，去那里睡觉或休息的人越来越多。

因为相同的理由，午休时间也有很多上班族会去网咖，在那里的单间休息。我认为这也是一种避开"局外人"环境的有效手段。

我本人在大阪市立大学经营的风投企业担当董事，该企业的办公室设在东京都内的神田，而诊所则设在新桥。我住的地方在两地的中间。为什么要这样选择住址呢？那是因为我想在感到"有点辛苦"的时候，花个 5 分钟就能回到家。

如果结束工作后直接回家，觉得太累不太想和家人讲话，**那么就给自己创造一点独处的时间，5 分钟也好 10 分钟也罢**，然后再回家好了。

或许可以找一处酒吧或是咖啡店，度过一段自己的独处时光。

说点题外话，上了年纪后还与父母同住这种事最好还是尽量避免。长大成人的孩子还与父母一同生活，这件事本身就会变成压力。

我一般都会建议大家："一定要分开住，应该按照小家庭生活"。

尤其不建议大家二世同堂。作为别人的儿媳或是女婿，即便与对方家庭父母的关系没有那么差，与他们共同生活的空间本身就会给你带来"局外人"的感受。

POINT 你的属于自己的"家"在哪儿？

更好地利用"午休"

你们在午休期间吃完午饭后会做些什么呢？

我建议大家进行 20—30 分钟的午睡。就像之前提到的那样，自主神经消耗会引起疲劳，所以短暂的午休可以修复中午之前因工作导致的自主神经劳累。

不过，如果睡到了 30 分钟以上，就会进入深度的"非 REM 睡眠"［非 REM 睡眠（non-rapid eye movements）是指没有快速动眼运动的睡眠。在这段睡眠期间，大脑的活动下降到最低，使得人体能够得到完全的舒缓］，想要再起来就很困难了。所以，**午睡最好控制在 30 分钟以内。睡前如果喝了咖啡，其唤醒功能就会在最适当的时段起效，从而可以轻松醒来。**

这种短暂的午睡被称为**"缓解疲劳的小睡"**，可以提高之后的工作效率。也可以说这是使午后工作精力充沛的"高效的睡眠"。

不过，如果下午3点以后再午睡的话，会导致我们晚上无法顺利入睡，请避免此类事情。

即便不午睡，在休息时也请大家什么事都不要做。如果一直玩手机，明亮的手机屏会让交感神经占上风，从而越发的疲劳。

POINT 片刻"午睡"，可以提升下午的效率

第四章

有效放松身心的休息方式

熟睡床铺、抱枕、周末早睡、什么都不用做的日子

相比于睡眠时长，刚入睡的 3 小时更重要

"为了完全消除疲劳，至少需要几小时的睡眠时间呢？"我经常会被问到这个问题。但是，对于这个问题，并不存在适合所有人的标准答案。原因在于并非"睡眠时间越久就越能消除疲劳"。

从 1982 至 1988 年，美国对大约 100 万人进行了为期 6 年的跟踪调查研究，结果显示"平时睡眠时长为 6 小时的人，要比睡眠时长为 10 小时的人死亡风险更低"。

但也并不是说"睡 6 小时对健康更有益，所以只睡 6 小时也没问题"。

平时不睡足 10 小时就无法消除疲劳的人，突然一下子只睡 6 小时的话，就会无法完全缓解疲劳，积劳成疾。有的人平时必须

睡到一定时长，否则就浑身不舒服，其实是"睡眠质量"不佳的缘故。

可以说"睡眠的质量＝缓解疲劳的能力"。

因此，重要的不是"能够睡几小时"，而是"是否能够睡个好觉"。

【睡眠中存在"黄金时间"吗？】

众所周知，我们睡觉的过程中，浅睡眠"REM 睡眠"和深睡眠"非 REM 睡眠"是相互交替发生的。

而且，在深睡眠"非 REM 睡眠"中存在四个阶段，按照睡眠的深度分为阶段 I 至阶段 IV。

能够促使人体疲劳修复的正是较为深层的阶段 III 和阶段 IV。

一旦进入该睡眠阶段，人体就会分泌出大量**促进新陈代谢的"生长激素"。**

光听"生长激素"这个词，可能会有人觉得不可思议，难道它对成人的身体也仍然奏效吗？实际上，即便是成人，生长激素在人体中也仍担当着至关重要的作用，有利于缓解疲劳和肌肉修复。

所以，为了获得优质睡眠，必须在刚入睡后的 2 小时以内，让人体顺利地进入第四阶段的深度非 REM 睡眠中去。

这里顺便提一下，经常有人说"晚上 10 点到凌晨 2 点这段时间，是睡眠的黄金时间"，其实这完全没有根据。

睡眠的关键就是睡着后最初的 3 个小时，在这 3 小时内生长激素得以分泌，并开始发挥作用。

无论是晚上 10 点还是凌晨 3 点，不管几点入睡，入睡后最初的 3 个小时才是睡眠的黄金时间。也就是说，其实**"黄金时间"存在于所有人的睡眠过程中。**

为了优化睡眠的黄金时间，下面会列出几点注意事项。

首先，开着灯和电视睡觉是很不好的事。

一旦入睡前暴露在过度明亮的灯光下，就会妨碍人们获得安稳的睡眠。我们的大脑会误以为此刻仍然是"白天"。

在昏暗且安静的场所入睡，便能够抑制保持人体兴奋状态的交感神经的活动，因此便能够顺利到达非 REM 睡眠，即深度睡眠的第四阶段。

为了营造昏暗且安静的睡眠环境，对照明要有所留意，这一点至关重要。

在就寝之前的几个小时内，通过调暗灯光亮度、切换成间接照明等准备工作，人体会更容易分泌促进睡眠的激素即褪黑素。

本人推荐各位在卧室和睡觉前所处的房间内，使用橘黄色等暖色调的照明灯。

因为橘黄色接近夕阳的颜色，置身于这种灯光下，会产生"天色已暗，夜晚将近"的感觉，副交感神经将占据优势地位，人就变得容易入睡，这一结论在我们的实验中已经被证实。

即便在现代，"日出而作，日落而息"的人类自然习性也是不会改变的。

类似荧光灯那样的白色照明灯会使空间维持和白天一样的亮度与色调，因此傍晚以后，还是尽可能避免这种光照为好。

还有一点要注意，就是不靠近明亮的光源。入睡前的3个小时，这段时间最好也不要去灯光明亮的便利店等场所。

相关数据表明，将便利店的灯光亮度调暗后，商品销售额会减少30%左右。正因为便利店明亮的光线，人们才会产生购物的愉快感。如果光线暗淡的话，就不会有购买多余东西的欲望。

据说，很多夜间在便利店工作的员工都患有失眠症。

便利店的照明过于明亮了，成为人们获得安稳睡眠的阻碍，所以还是要避免入睡前这段时间去便利店。

另外，在严寒和酷暑的日子里，一直将室温保持在最舒适的状态，这一点也很重要。在冬天，最好使用热水袋，或者在躺到床上之前用暖被烘干机烘暖被窝。

【禁止在入睡前刷手机、吃夜宵、喝助眠酒】

妨碍人们获得安稳睡眠的敌人是过度明亮，我们考虑到它带来的危害，除此以外还有一点值得我们思考，那就是睡前玩手机的问题。

正如大家知道的那样，智能手机的屏幕在卧室的昏暗光线中显得过于明亮，会让我们离理想中的安稳睡眠越来越远，**所以千万不要把智能手机放在床头**。

另外，有些人直到躺进被窝还在玩手机；不仅限于手机，在床上躺下之后还处理工作的事情，这并不是什么好习惯。

"躺下来就要睡觉""床铺是为了睡觉而存在的地方"，要养成这样的习惯。那样的话，人体就会逐渐适应这种习惯，一躺进被窝就会想睡觉了。

人感到疲劳的时候，入睡前的 3 个小时以内不宜进食，尽量在这之前结束用餐与饮酒，这才是理想的规律作息。

原因在于，晚上很晚才吃东西的话，会加重胃部的消化负担。

给胃部增加负担指的是，为了消化食物自主神经不得不超负荷工作，一旦不堪重负就会让人更加疲劳，这也是人们无法进入熟睡状态的原因之一。

助眠酒顾名思义具有促进睡眠的作用，然而它却无法带来深度睡眠。睡前饮酒仅仅只是麻痹了自主神经，使人犯困而已，它并不能带来优质睡眠，反而会让人在半夜清醒过来。

其实酒原本应该在白天的时候喝，这才是最理想的。不过，白天就开始沉迷于酒精也是万万不可的，因此还是趁着夜色尚浅，边用晚餐边小酌一杯吧。

另外，请控制住自己不要睡前吸烟。香烟中含有尼古丁和焦油。尼古丁是会对大脑产生影响的物质，属于神经递质的一种，能够暂时性地提高人体清醒度。因此，有数据表明，要是睡觉前吸烟的话，会更加难以入睡。

从另一面来看，香烟对于那些吸烟的人确实能带来一些放松效果。

不过，香烟还是在提升清醒度方面效果更强大，即便是习惯吸烟的人，也要尤其避免临睡觉前吸烟的行为。

POINT 夜晚尽量不要置身于过度明亮的光线中

"侧卧睡" 更能消除疲劳

大家知道吗？采用不同的睡姿，熟睡度和第二天早上醒来的清醒度都会有所不同。

比如说，"打呼噜都打成那样了，肯定睡得香"其实是错误认知。

实际上，**打呼噜才是导致慢性疲劳的最大原因之一**。打呼噜就证明即使正在睡觉，身体也无法从疲劳中恢复过来。

这也是早晨起床后无法神清气爽的原因。

有数据表明，在 50 岁至 60 岁的男性群体中，每两个人里就有一个人睡觉会打呼噜。

【由于"打呼噜"导致的大脑缺氧】

打呼噜这一现象说明了大脑中的氧气变得不足。

尤其是朝天平躺着睡觉的人更容易打呼噜。

说到其中的原由——平躺的时候，舌根和喉咙部位的肌肉会因为重力作用变得容易下垂。于是，作为空气进出口的呼吸道当然就会变窄。

而呼噜就是空气通过变窄的呼吸道时，所发出的摩擦声。

而且，由于呼吸道变窄，氧气无法达到，大脑就会处于低氧状态。于是，**为了给大脑输送氧气，自主神经便会开始工作，会使心跳和血压上升。因此，自主神经会被强制全速运转。**

其结果就是，本来一天之中，睡眠应该是最能够实现缓解疲劳的时间，但即便在睡觉过程中，自主神经还是和做激烈运动时一样，处于被迫工作的状态。

更严重的是，在打呼噜的状态下，由于呼吸道变得窄小，也会对横膈膜造成更重的负担。

请大家想象一下这样的一种状态。人睡足 6 个小时的话，在这期间需要呼吸 4000 次。这 4000 次的呼吸会使肺部膨胀，举个例子来形容的话，就像在吹 4000 个气球一样。如果气球嘴较大，就比较容易注入空气，但是人体处于打呼噜的状态时，气球嘴就会变得像吸管一样窄细。

这样的话，要想使气球膨胀起来——也就是使肺部膨胀起来而进行的呼吸，可想而知是多么困难的事。在睡眠过程中要一直进行如此令人难受的呼吸，一想到这点，就会觉得不寒而栗吧。

都是因为打呼噜，导致很多人不管怎么睡都无法消除疲劳，白天也没办法完全发挥出应有的能力，这样的人正在急剧增多。

人对于自己睡觉打呼这件事，相当难以察觉。不妨问问家人或者尝试在睡眠中给鼾声录音，以此来确认一下吧。

要是放任不管，会伤害内分泌系统和免疫系统，导致糖尿病和高血压患病风险的提高。

女性到了更年期，也会有鼾声增多的倾向。

男性随着年龄的不断增长，渐渐会出现打呼噜的情况，而女性更多的是在面临更年期时，伴随更年期症状，打呼噜的现象也一同出现。

女性的鼾声音量比较轻微，这是因为女性肺活量较小，吸入的氧气量也较少。虽说鼾声音量较小，但也不可掉以轻心。

而且很多女性患有贫血和低血压，比起没有这些病的人，有贫血和低血压症状的人在向大脑输送氧气时身体的负担更重，因此更依赖自主神经发挥其作用，如果再加上有打呼噜的行为，就会更觉得疲劳了。

【采用"右边朝下""抱枕"的睡觉方式，早晨不再有疲劳感】

为了不轻易打鼾，让睡眠时间成为真正的"缓解疲劳的时间"，最好不要采用平躺着睡的姿势，大家还是侧卧睡比较好。

采取侧卧的姿势，舌根和喉咙部位的肌肉不会下垂，呼吸道不容易变窄。因为气道变得顺畅，呼吸也变轻松了，也就不容易打呼噜了。

迄今为止，在我的诊所，已经进行过好几次实验，研究仰睡和侧睡的差别，无论是哪次实验，都得出相似的结论，即侧睡时的打鼾次数大概是仰睡时的一半，陷入低氧状态的数据也呈现如此结果。

选择侧睡时，同时也要使用适合侧卧的枕头。推荐大家使用高回弹性的枕头，头部不会陷到枕头里面去。

我们在大阪市市立大学研究生院医学研究系的疲劳医学讲座上，开发了乳胶材料制成的高回弹性枕头和抱枕，专门提供给东京疲劳·睡眠诊所的患者们（详情请浏览东京疲劳·睡眠诊所的官网）。

明明会打鼾，还一直保持仰睡习惯的人最适合睡高回弹性的枕头。侧卧的时候，由于肩宽让脖子和床面之间形成了一定的距离，颈椎处于悬空状态，高回弹性枕头能够稳固支撑我们的头部。另外，睡觉时使用抱枕，能够减轻 80% 以上的患者的打鼾现象。

理想状态下，**如果是用餐后不久，则朝右边侧卧睡比较好。要是能在午饭后睡会儿午觉的话，最好也是向右侧睡。**

女性当中，有胃下垂症状的人特别多。用餐后，从肚脐到下腹部会膨胀变大的就说明有胃下垂症状。这样的人大都是易胖体质，胃下垂是从胃部的出口（幽门）到胃的下部分都呈下垂状，腹部囤积着大量的食物。

为了使这种情况得以改善，**就需要朝右侧睡**。因为胃部出口位于人体右侧，如果让右侧朝下，即便是胃下垂患者，吃进去的食物也能轻松地流动并消化。

反之，如果朝左边侧卧的话，由于胃部出口在相反方向，胃部就会处于一直存有积食的状态。我们都知道，一旦胃里有东西，睡眠就会受到很大的影响。

虽说肚子吃饱了就会犯困，但在饱食状态下，即便睡着也是无法获得优质睡眠的。为了保证睡眠质量，不要在餐后立刻睡觉。因此，就像我之前阐述的那样，应注意睡觉前3个小时内不要进食，这一点至关重要。

床的大小也很重要。

在狭窄的单人床上，翻身比较困难，睡眠时潜意识中不断告诫自己千万别掉下床去，于是就会在睡觉中清醒过来。

在确保床的尺寸足够翻身后，还应注意的一点是，穿着睡衣和T恤等轻松舒适的衣服入睡，它们不会束缚身体的自由活动。单和服穿着穿着就会松开，不推荐将其作为就寝的衣服。

身着轻松的睡衣，便于睡觉时翻身。不打鼾的人平躺着仰睡也是没问题的，因为仰睡的人一个晚上通常也至少要翻身两到三次。

此外，人进入中老年后，打鼾就成为慢性疲劳的罪魁祸首。对于平时睡觉会打呼、早晨醒来还会感觉疲惫的人，建议去专业的睡眠诊所接受睡眠呼吸暂停综合征的检查。通过最新的检查，同时还能判断睡眠的质量，用处很大。

POINT 在睡觉姿势和对床的选择上都要花点心思

睡不着的时候，站起来动一动更好

深夜，躺在床上却怎么样都无法睡着，你是否曾经有过这样的经历呢？

进入被窝后过去 20 分钟之久，仍旧无法入睡，开始焦躁不安起来，开始思考人生……即使闭上双眼也一直无法睡着。这样的时间着实令人痛苦。

【不需要努力"入睡"】

这时，请先从被窝里出来吧。

站立一下，去趟厕所，喝点水，到客厅沙发上坐一会儿，听会儿音乐，转换心情。

刷手机、看吵闹的电视节目、吸烟，这些事会让头脑瞬间清醒，睡不着的时候这样做反而会带来反效果。我们应该始终坚持做能让自己放松的事。

沐浴在明亮的光线中并不好，所以需要在稍微昏暗一些的灯光下去做这些让自己放松的事。

通过这些放松的事，**能够将已经发展到半途的交感神经占主导地位导致的焦虑、烦恼等状态，转变为副交感神经占主导地位的状态。**

躺在被窝里焦虑，总想着"睡不着、还是睡不着"，反而会让自己处于焦虑状态，也会使得交感神经越发兴奋。

还是先从床上离开一会儿，重新调整一下自己的心情吧。

如果经常是躺在被窝里超过 30 分钟还没有睡着的话，通常认为这很可能是失眠的现象。这种情况下，要么重新审视自己的日常生活习惯，要么最好去睡眠诊所做一下详细咨询。

据说患有抑郁症的人几乎都是从失眠开始的。

给抑郁症患者开抗抑郁药物前，通常先给他们开一些镇静剂，这对有些人是有效果的。镇静剂具有抑制交感神经兴奋的作用，它并非具有促进副交感神经活动的作用，而是能够抑制因交感神经兴奋造成的精神紧张。

此类药物有时候是很有效的，因此，严重失眠的情况下，可以服用镇静剂。不过，我建议最好还是先去诊所接受诊断。

有部分人在夜里起来好几次去厕所，这种情况很容易被认为单纯是因为离厕所比较近，但其实有些人是由于睡眠比较浅。因为睡眠浅，稍微有一点尿意就很想去厕所。

另外，针对那些打鼾极其严重的人，目前引进了一套治疗方案，它是使用一种叫作"CPAP（持续气道正压通气系统）"的医疗器械，从鼻腔将持续的正压空气送入病人气道，扩展气道，以防止睡眠中的呼吸暂停现象。

有案例表明，自从开始使用 CPAP 设备之后，此前一晚上要上 5 到 7 次厕所的人可以减少去厕所的次数，变成只去一次。

要是对睡眠感到困扰的话，放松心情尝试去做一下检查吧。关于打鼾和呼吸暂停的检查，现在也可以做简易型 PSG（多导睡眠图，Polysomnography，简称 PSG，又称睡眠脑电图。它主要用于睡眠和梦境研究以及抑郁症和睡眠呼吸暂停综合征的诊断）。病人可以将检查装置带回家，自行穿戴进行检查。建议担心睡眠问题的人还是去接受医生的诊断和检查比较好。

POINT 重新调整自主神经，缓解其"紧张状态"

早晨唤醒的方式决定了睡眠体验

很多人会使用音量较大的闹铃，但其实"自然醒"才是最好的起床方式。

自然醒是指，不是因为被某样东西或者某个人强行喊醒，而是在感觉到"自己有意识的时候已经醒过来了"的一种起床方式。能够像这样自然清醒过来就能获得熟睡感，这一点我们都明白。

熟睡感是一种能够感受到深度睡眠的状态。

这种熟睡感不仅在睡觉过程中获得，实际上也是由"早晨醒来的方式"决定的。

在起床前 10 到 15 分钟，如果有一种能够很舒服愉悦地自然清醒的感觉，就能感受到"自己睡得很好"。

然而，一旦被爆炸性的声音惊醒的话，一下子引发交感神经的紧张，心率和血压也会急剧上升。也就是说，由于人体陷入了突如其来的紧张感，仅这一点就导致人体从一大清早开始就格外疲惫。

原本，在自然界中，被巨大的声响吓醒这件事就意味着危险逼近。人类也是一样，巨大的声响会突然强行改变人体的内在节律，造成强大的压力。

因此，闹铃的响声也好，音乐计时器的声音也好，绝对不要利用这些工具发出的声音唤醒自己。

【通过"光线"叫醒自己】

理想中起床的最好方式，是在清晨柔和的光线中缓缓睁开双眼清醒过来。

在灯光照明普及之前的那些年代，人们都遵循"日出而作，日落而息"的规律生活。

"利用光线醒来"对我们的身体而言是最为自然的方式。

因此，在房间布置床铺时，要尽可能将床尾靠近窗户摆放，让人躺上去之后腿部离窗户更近。

人们还是不喜欢光线直射入眼的。像大自然的朝霞一般缓缓变亮的光线最为理想。**因此，拉开窗帘，让朝霞的光线从腿边开始洒满整个床铺**，于是人就能自然而然地睁开双眼清醒过来。这样的唤醒完全没有起床气和头昏脑涨的感觉，能够愉悦地迎接早晨到来。

太阳光具有重置人体生物钟（昼夜节律）的作用。人根据这个昼夜节律，设定想睡觉的时间和进行活动的时间。

清晨，沐浴在太阳光下，身体意识到"原来已经到早上了啊"；在 14 到 16 个小时后，人体开始顺利分泌出褪黑素，也就是促进睡眠的激素。

也许有人会疑惑："太阳光和房间的灯光有何不同呢？"事实上太阳光比灯光强大几倍到几十倍。这样强大的光线可以引导人体重置生物钟，夜晚也能让我们睡个好觉。

因此，早晨晒太阳这件事是非常重要的。

而且，可能目前还鲜有人知道，**"利用光线唤醒的闹钟"**也已经在市场上销售了。从设定时间的大约前 30 分钟开始，闹钟的光线逐渐变亮，到了设定的时刻，便能让整个人像置身朝阳般的光线中清醒过来。这是一种划时代的创新唤醒工具，我非常推荐。

另外补充一点，闪光灯和令人晕眩的光线是很危险的。在令人眩晕的太阳光中突如其来地迎来日出，这在自然界中是不存在的。光线从蒙蒙亮、一点点慢慢地变明亮才是理想的状态。

有人会说光靠这种闹钟起床好像有难度，闹钟只发出光线而没有声音令人感到不安，那么请试试使用那些音量可以从小逐渐变大的闹钟吧。

使用这样的闹钟，也不会出现被突如其来的大音量吓到的情况，声音冲击对人体造成的负担也会大幅度减少。

【起床前先充分舒展身体】

即便睁开眼睛也没法清醒，仍旧感到一丝残留的疲惫，大家会有这样的情况吗？

比如，当夜里只睡了 3 个小时，早晨起来仍然觉得疲劳时，希望大家能养成一个习惯。

这些睡眠不足的早晨，是在自主神经疲劳的状态下起床的，要是就这么"腾"地一下子从床上跳起来，自主神经跟不上节奏，甚至有可能会引起心脏病发作。

因此，**不要立刻起来，在被子里先伸伸懒腰舒展一下身体。**

也就是说，要做一些拉伸运动。

让整个身体都在被子里动一动，活动一下，血液流通才能更加顺畅，同时也能够唤醒自主神经。也可以自己按揉、扭动、拉伸身体。

在唤醒自主神经之前，要是勉强站立起来的话，血压急剧上升会给身体带来风险，引发心肌梗死和脑中风等病症。

早晨第一件事，首先请在被窝里舒展身体，唤醒并启动自主神经吧。

POINT 慢慢地、柔和地开启新的一天

利用周末充分休息的要诀

平时工作日积累了满身的疲惫，你是如何迎来周末的清晨的呢？

最好的状态就是，不论是平时还是周末，早上一起床，连日来的疲惫就能立刻烟消云散。但是现实中很多人没办法做到这一点。

因此，在周末获得充分的休息，这一点至关重要。周末的睡眠时间要比平时长一些，这一点也很重要，躺着休息一下也不错。

只不过，睡觉的时候，不是懒洋洋地睡到日上三竿才起床，而是前一天晚上尽量早点睡，才会对身体好。

星期五的晚上不是去喝酒玩乐，而是早点回家睡觉，然后像往常一样早起。

这样做，睡眠和身体的节律才能得以调整。

要是睡到日上三竿的话，当天晚上入睡的时间又会往后延迟，持续下去便会影响到星期一的早晨。

POINT 越是休息日，"起床时间"越是重要

第五章

拒绝内耗的思考方式

在"关键"的时候努力、被人疼爱、与身体对话

擅长利用有限的注意力

对于职场人士来说，如何提升和延长"注意力"是关键所在。但是，对于成年人来说，"注意力"就等同于"疲劳"。

实际上，人类只有在幼儿时期才能把精力集中在一件事上。

举个例子，小孩在电视机前看面包超人和假面骑士的时候，就像被画面吸走了，在电视机前宛如自己已经化身成假面骑士，摆动着身体。其间，即便父母呼喊他们，他们也不会在意，毫无反应。

这种注意力是只有孩子才有的。

据说，只有在高度集中时才会产生的叫作"FMθ"的脑电波，只有孩子才能发射。

为什么长大成人之后就不会有这种脑电波了呢？那是因为如

果成年人如此那般集中注意力的话，甚至会面临丧命的风险。

联想一下动物的宝宝就能明白了，还未脱离母乳的孩子会由父母保护生命，所以孩子只集中于一件事也不会有太大问题。

但是，成年之后就不再有守护自己的父母了，如果还能有发出这种脑电波的专注力，就可能会遭到外敌的袭击。

因此，**成年人在某种程度上，为了可以广泛关注到周围事物，就不会再过度集中于一件事上了。**

成年之后想要磨炼自己的注意力，这件事情本身可以说就是没有意义的。

【真正的注意力只有"两秒"？】

事实上，你认为人的注意力可以维持几秒呢？

据说真正的注意力竟然只能维持两秒。

例如，在棒球比赛中，投手投球前，击球手在摆姿势的时候，如果投手在两秒内没有投球，多数的击球手就会离开击球区调整呼吸。

相扑也是如此，在格斗的瞬间，相视两秒以上时，双方的注意力就会分散，其中一方会选择"暂停"。

像这样，任何人的高度注意力只能维持两秒。就算不是在极端情况下，我们在听课或是学习时，可以集中精力的时长也最多只有几十分钟。

小学生可以达到45分钟。因此，小学的课程一般都是45分钟时长。这也不是因为他们的注意力可以持续45分钟，而是因为刚坐满45分钟的时候，他们就会开始擅于"偷懒"了。一节课45分钟的设置绝不是因为他们可以长时间集中注意力。

此外，读到高中和大学后，人们变得更擅于偷懒，所以可以忍受75分钟、90分钟的课程了。

我也在大学执教，我发现90分钟可以一直集中注意力的学生，一个也没有。我讲课也无法做到90分钟都集中注意力。

但真正重要的是，在90分钟期间抓住要点。只要做到这一点就可以了。这样对于人类的身体来说才是趋向自然状态。

【"重要之处"贴标签好了】

工作也是如此。我小声地告诉大家，1天8小时保持注意力集中也是做不到的。

实际上，能够集中注意力的时长，在 8 个小时中也许只有 8 分钟左右。

例如，紧张的电话铃响起的时候，洽谈即将到尾声的时候，在确认绝对不能出错的文件的时候……只要把注意力集中到绝对不能疏漏的要点上即可。

乍一看，偷懒往往被认为是不好的，但如果从整体结果来看，并进行长期评价的话，比起让自主神经疲惫且勉强自己什么都要做到最好，很多时候偷懒更能出成果。

尤其是对于要求创新的职场人士，在自主神经疲劳的状况下，会无法想出新的具有创造性的想法。考虑到这一点，企业本来就应该鼓励大家好好偷懒。

总而言之，我们不是要对所有事情都集中注意力，而是**要"擅于分配注意力""在不重要的地方偷懒"**。

如果用正面的看法来描述"擅于偷懒"的话，那就是"是否能够画重点"。

在自己周围经常发生的事物中，标出"自己必须做的事"和"对自己重要的事"。这种感觉就像是在重要的地方贴标签。

能做到这一点的人，可以适当地在没有贴重要标签的事上偷懒，所以就不会疲劳了。

我们要抱有这种想法——"比起用 100% 的精力产出 100% 的成果，用 60% 的精力做 80% 的事效率更高"。

我们要养成会偷懒、会贴标签的习惯，而不要总想着"集中精力"。

【持续做同一件事，控制在"一个半小时"以内】

任何人如果长期持续同一工作，一定会感到"厌烦"。

但是多数人会想着"工作还没完成""再加一把劲""就做到合适的地方再停止吧"，于是鞭策自己继续工作。

就算是精神恍惚，注意力变得无法集中，工作速度下降，他们也会强迫自己努力。

但这种"厌倦"感，正是大脑发出的警报。

如果持续使用大脑同一个地方，脑部神经细胞会陷入氧化压力，从而疲惫不堪。

此外，"厌倦"是疲劳发送给大脑的第一信号。

这一信号传达的是："**总是使用相同的脑细胞，就会疲惫不**

堪，也请你用一下不同部位的脑细胞。"

因此，感到"厌倦"的时候，应该转移到其他工作上。

例如，你如果厌倦了一直读资料，渐渐地感到吃力，就算是你还没有完全读完，也要停下来。

就算你脑袋里想着"明天前我一定要读完"，你也要停下来。继续下去，不但会让大脑的疲劳一味地积压，还会让效率变差。

然后换一个完全不同的工作——可以穿插一些简单的事务工作，例如打电话联络他人之类的工作。尽量做一点内容不同的工作就行了。

通过这么做从而使用大脑的不同部位，这也是一种有效的心情转换。

设置时间间隔，之后再次回到阅读资料的工作中，可以取得很好的结果。

连续几个小时一直持续同一工作的行为，会让大脑疲惫。

请大家养成**"厌倦了就停下来""累了就做些其他事"**的习惯。

实际上，越是能干的人，越不会全神贯注无休无止地做同一件事。

无论是谁，集中于一件工作或是学习，能持续进行至多只有

1 个小时到 1 个半小时左右。我们要以这一时间为基准，变换工作的内容。

这是确保效率最简单的方式。

通过改变工作内容来改变大脑的使用部位，这样可以有效地推进多项工作。

POINT "厌倦" 是疲劳发出的信号

对当天的状态再敏感一点

疲劳时，人体中会产生怎样的变化呢？

时刻观察自己的疲劳是十分重要的。考虑到人类会欺骗自己，隐藏自己的"疲劳感"，所以我们必须正确地把握自身的疲劳。

如果不这样做，会因为疲劳导致效率下降。效率变差，就会陷入"又累又没有成果"的恶性循环。持续下去的话，不但加班会变多，疲劳也会变本加厉。

【自主神经的疲劳可以"量化"】

时常观测自己的身体，当觉得自己的效率马上就要变低的时候，一定要花点工夫休息一下，或是减少自己的负担。

让自己"真正的疲劳"而非"疲劳感"转换为可视化的数值是十分重要的。

为此，这里有几个方法。

最简单的就是——早上起床后观察自己下床时踏出第一步的"感觉"。

起床走出第一步的瞬间，感受自己是否有"今天觉得好艰辛啊"这种感觉。如果有这种感觉，就说明自主神经已经疲劳了。

早起后，去卫生间刷牙时，可以在脑海中浮现一下当天的日程。例如，马上就有一场让人期待的约会，"今天要约会啊！真开心！"这样的心情就会让"疲劳感"烟消云散。如果想到"今天有烦人的会议"，那么从早上开始就会变得忧愁吧。

只有在还没洗脸、刷牙，精神还有点恍惚的时候，我们才能体会到自主神经的真实状态。

我在诊所中，会拜托患者填一份"VAS（可视化模拟尺度）"的自我诊断表。

这是一张画有 10 厘米长的横线的纸，线上标示出不同的程度，例如线的最左端标有"完全不累"，最右端标有"已经累到极限"。我会请患者在线上记录下自己现在处在什么样的阶段。

为了让患者养成确认疲劳程度的习惯，我会让他们在洗脸前填诊断表，或是在晨起上第一趟厕所的时候填诊断表。只有在昏昏沉沉的时候写下的数值才准确。这样的测试，就能得到自己已经有多疲劳的正确参考。

VAS 乍一看似乎过于简单，容易让人觉得其可信度低，实际上它在临床上很有用，是非常不错的方法。我在诊所出诊时，每次也会通过自主神经功能检查对患者进行客观的疲劳度判断，得出的结果与 VAS 诊断结果的一致度相当高。

如果平时能养成利用 VAS 的习惯，即便不特地前往诊所接受自主神经功能检查，也可以通过自我检查来确认自己当时自主神经的疲劳状况。

这样就能通过自主神经的疲劳状况，来回顾"前一天的工作量太多""睡眠时间不足"等问题。

早晨填写 VAS 的目的还有一个。

那就是可以在早晨安排当天一整天合适的活动量。

前些日子，我也在奥林匹克强化委员会的教练会议上说过，在疲劳医学专家看来，从很早开始就计划一周的日程以及运动会前的练习项目，是非常危险的做法。

本来，就应该按照选手当天的身体状况来制定练习项目，但至今日本的教练还在让运动员按照自己提前计划好的日程及练习项目进行训练。

在职业棒球的训练营中也是如此，理想状态是应该按照每位选手的身体状况来决定当天早晨的练习量，而不应该提前决定。

任何人的身体状况每天都会发生变化。

当身体状况不好的时候，如果还坚持与以往相同的训练项目，会成为受伤的导火索。因为训练，自主神经更加疲劳，身体状况可能会进一步变糟。为了防止此类事情发生，养成早上填写 VAS 的习惯是非常有益的。

不是专业运动员的我们，在极度疲劳时，早晨连走到厕所也会脚步沉重，昏昏沉沉。如果这种疲劳被持续累积，不仅会引起自主神经失调，还会导致形成慢性疲劳。

例如，会产生眼睛睁不开、耳朵听不见等通宵熬夜会出现的症状；还有天冷的时候觉得寒冷刺骨，天热的时候又汗流浃背，失去了自身的调节功能。这就是自主神经失调的症状。

如果出现这类症状，是非常危险的。产生这种症状后再想去改善，便耗时耗力。所以大家最好养成平常早起就进行自我检查的习惯。

【关注"早起4小时后"的身体状况】

能自主确认当天自身"自主神经状态"的时间点除了"早起后第一时间"以外，还有一个时间点。

那就是"早起4小时后"。

人在健康的状态下，在早起4小时后其大脑清醒度是最高的。

例如，如果6点起床，那么最清醒的时间就是10点。

早起4小时后依然觉得"还是犯困""身体倦怠"，那就说明前一天的睡眠太差，或是前一天的工作等事情负担太重了。在这种状态下，如果勉强自己运动或是工作，结果会变得更糟，所以千万不要勉强自己。

当感到疲劳的时候，我们不要再勉强自己。

例如，平常工作的时间是8小时，有的人在其中的5小时内一直精神高度集中地工作，感到疲劳的时候就要做出调整，告诫自己"今天已经很累了，不要把工作排得满满当当，我就在这剩下的3个小时只做需要集中精力的事吧"。

虽然暂停下的工作可能会影响他人或者给工作带来麻烦，但是我们也要在事先了解自己身体状况的基础上，偶尔灵活地控制自己的工作量。

擅于监测自身疲劳的人，也能很好地处置疲劳。

尽早发现自主神经的疲劳，是不让疲劳继续增加的一大秘诀。

我希望大家可以养成在 ON 和 OFF 状态间自由切换的习惯，不要徒劳地给自己积压疲劳。

POINT 身体状况每天都不同是正常的

让自己游刃有余的方法

来我诊所的患者都在为日常的疲惫感到烦恼。实际上在我看来，其中一大半人都是**"不得要领"**的人群。

我甚至想对他们说"你不用做到那种地步也行"，所有事情都追求完美的人，结果不仅工作持续不下去，自身还会变得痛苦而无法行动，最终反倒给周围人带来了麻烦。

我前面说过大家需要具备给重要事项贴标签的能力，但是不得要领的人往往不擅于此。

例如，我先直接对工作人员说"做一下这件事"。之后又多了新的事要拜托工作人员，我便又对同一位工作人员接二连三地说"这件事也做一下，那件事也做一下"。

这时工作人员会变得混乱，一筹莫展："刚刚明明叫我'做一下那件事'，现在怎么又叫我'做一下这件事'呢？"

能够自己思考"刚刚说过做那件事，这次又说做这件事。哪一件事更重要呢"，并能够在确认后对工作进行排序的员工，可以说是真正优秀的员工。

无论是哪种职业，对员工的要求都是相同的。不得要领，不会区分重要事项的人，不仅会让自己，还会让身边的人也变得痛苦。

日本人基因中带有"不能偷懒""任何工作都要 100% 投入"的想法，可以说这种想法在某些方面阻碍了贴标签（区分重点）的能力。

【只关注"努力"和"辛苦"的过程的问题】

为了不劳累，巧妙地"偷懒"是十分重要的。在不给他人添麻烦的基础上，巧妙地"偷懒"有好多种方法。

英语里没有形容"偷懒"的表达方式。因为英语国家的人认为"就算是偷懒，只要产出的结果相同就可以了"，所以没有必要特地发明这一词语。这种词语上的不同也反映了民族性格的不同。

日语中有一种说法是"您辛苦了"。实际上，这是只有日本才有的词语。美国或是欧洲国家，基本上都是说"Good job"，也就是"干得好"。

"干得好"是评价结果的一种表达方式。与之相对，"您辛苦了"是评价过程中做出的努力和付出辛劳的表达方式。

这种差别可以说相差十万八千里。正是因为日本人注重评价努力辛劳的过程，才导致如今的加班问题有增无减。

让我们回顾一下自身。疲劳一味地积压的情况下，你是否仍然在事事追求完美？你有没有发现偷点懒也无所谓的地方，或是可以拜托他人完成的事情？

如果想着"凡事都要做到最好"，让自己天天疲惫不堪，何不尝试一下**"偶尔偷一下懒，事情会进展得更好"**这样的想法呢？

POINT 你是不是过于追求"完美主义"？

如何面对自己的弱点

有一件事我会告诉所有前来诊所的患者，那就是"我是一个马虎的人，也有弱点"。

患者往往会要求医生"完美"。如果医生具备完美的人格，也许作为医生得到患者的尊敬也是一件好事。但是患者会憧憬"完美"，患者本人也为了变得完美而花费不必要的努力，这样的话症状就好不起来。所以**我们要敢于展现不完美的自己**。

例如，前几天发生了一件事。本来门诊应该是早上 9 点开始的，起床后我发现竟然已经 10 点了。手机上显示着 30 个左右的未接来电，我给他人制造了麻烦。

这原本是不能写进书里的羞愧之事，但是我还遇到过一个更大的失败——有一家企业委托我去做演讲，但是前一天大学研究室要搬地方，我一干就干到了早上6点。演讲是从下午1点开始，所以我打算稍微睡一会儿，但当我醒来时看了看手表，发现已经12点55分了！结果我晚了1个小时到会场……

此时，我想到的是真的让我骨折入院吧。

我敢于笑着对患者描述这种失败经验，是故意想让他们知道"就算有10件事等着你来做，不全做到的话也总会有办法的"。

当然，迟到并非好事，但即便是这样，我还是会勇敢地说出"总会有办法的"。**人类虽然慕强，但人基本上还是接纳对方的弱点的。**

当自我感觉"真累啊"的时候，不要想着"会做到更好的""要表现得更棒"，试着勇敢地说出自己的失败经验吧，这样可以让自己松口气。

【展示出弱点，能变得轻松】

你知道杰尼斯工作室的偶像之所以受欢迎，实际上是有着深层原因吗？

最初，他们作为偶像在舞台和电视上展示着自己的"帅气"。

展现自己所谓完美的面孔和运动神经，还有音乐品位，让人们为之憧憬。

但是，在出道大约 3 年后，他们必定会在节目中展现自己的弱点和迟钝之处。

于是，粉丝对他们的评价从"帅气"变成了"可爱"。变成"可爱"的瞬间，粉丝就会对偶像成员恋恋不舍，他们的人气也就变得长久不衰了。"帅气"这种类似冲动的情感在数年后就会被厌倦，但"可爱"这种怜爱之情可以持续长达数十年。

如果能让对方产生恋恋不舍的情感，沟通交流也会变得十分轻松。

例如，如果偶像一直认为"某某是完美的人"，那就只能一直出演帅气的角色，偶像也会感到痛苦吧。无论是伙伴关系，还是工作关系，如果一直被周围人认为是完美的人，那就会变得没有喘息的机会。

偶像也是如此，在被视为"帅气"的时候，犯了一点小错和出现丑闻，粉丝就会脱粉。但是变成留恋之情后，就算偶像说点暴露缺点的话，粉丝也会觉得他们"可爱"，即便他们被发现了丑闻，粉丝也会想要"帮助他们"。

【边努力边展现"脆弱"】

我们当然不是艺人，也不需要很多粉丝。但是，**在我们自己的小团体中找到自己的舒适之所，是维持良好人际关系的最佳秘诀**。

为此，我们可以轻易做到的就是**"边努力边展现自己的脆弱"**。

这样最能提高好感度。这绝对不是一件难事，而是出人意料简单的方式。不要拙劣地耍帅、逞强，要勇于展现自己的弱点，只有这样，无论是你们自身还是周围的人都能轻松地构建关系。

据说在动物世界里，爱情，也就是说靠性冲动维持的关系只能持续 3 年。仅仅考虑繁衍子孙后代的话，动物会本能地更换伴侣，每次留下不同基因的后代，对于繁衍来说绝对效率更高。

但是，我们人类没有不加节制地更换伴侣，是因为我们需要见证孩子的成长。人类的幼儿生长得尤其迟缓，在迎来第二性征、成为"成人"之前大约要花 14 年。这 14 年间，为了不更换伴侣，就产生了婚姻这种制度。而人类之外的后代成长迅速的其他动物，它们在 3 年内必定会更换伴侣，以留下自己更多的基因。

如此想来，人类也是动物，相爱之情会变淡也是自然而然的事。

但是，如果两人之间有了留恋之情，就算相爱之情变淡，也是足以继续一同生活的。所以，无论是婚姻生活还是其他人际关系，**相互之间的留恋之情变强，就能让关系顺利地持续下去。**

如果你因为人际关系感到劳累，那么不妨对共同生活数年的人，展示一下自己的弱点和迟钝之处吧。

让对方产生留恋，相处就会变得轻松。

POINT 可以适当暴露自己的"缺点"

把疲劳的原因具象化

在我诊疗的患者中，有很多女性"讨厌自己"。

实际上，我试着倾听这些感到困惑的女性，发现她们"希望改变自己"的愿望非常强烈。

例如，她们因诸如"无法减肥""无法履行已定事项"这类自己无法做到的事而对自己失望，这类例子经常有。

相反，男性很少为此苦恼，对自己相当宽容。

当烦恼很多的时候，把烦恼具体化是很有效的。这也是抑郁症治疗咨询的基本所在。

一条条地写下烦恼之事，分成"可以放弃""不能放弃""应该做的""不做也可以"几个类别。

然后在这些"要做的事"和"不做的事"上画线，就会感到轻松很多。

此外，还要**把烦恼数值化**。

我们以与父母同住和为婆媳问题感到烦恼的人为例。即便是现代，越是在乡村的地方与父母同住就越被视为理所当然，加之将来还要继承父母的土地、房子和财产，所以不能与父母发生争执。工作还可以辞掉，但离婚就需要考虑孩子，所以并不是可以简单就处理的。

对于身处这种一筹莫展境地的人，我在咨询（诊疗）中会尝试以下的方式。

首先，让他们计算丈夫老家的全部价值。假设房子的价值为5000万日元。然后让他们说出被婆婆刁难了多久，挖苦了多久。例如，假设每天被挖苦30分钟。进而再计算今后婆婆还能活多久，也就是还需要与婆婆共同生活多少年。

假设婆婆现在是67岁，距离平均寿命还有20年，也就是大约7300天。于是听牢骚的时间距婆婆去世还有1天30分钟×7300天＝合计3650小时。

获得5000万日元的财产，要花费3650小时的劳动。

换算到时薪，竟然相当于每1个小时有13000日元。

我在计算后把数值给困扰于婆媳问题的太太们看，并且对她们如是说道：

"时薪 13000 日元的打工收入，是便利店收入的 10 倍以上。比银座高级俱乐部陪酒女的收入都高。而银座的陪酒女还要面临性骚扰、一连串的恐怖经历。"

"与她们相比，你待在家里就能获得相同的收入。以后，你每次听到婆婆的牢骚，就在手账上记下'13000 日元赚到了！'"

"这样收入就会不断增长。达到 5000 万日元的时候婆婆已经去世了。而且钱已经到了你的口袋，现在就当你在存公积金。"

听到这番话，大部分人都接受了，并且内心变得轻松了。

我们通过比喻把烦恼具体化，可以慢慢地对其进行消化。

在咨询中，就算我说"和父母和好吧"，也无法解决问题。

能这么做自然是理想的，但正因为无法轻易做到，烦恼的人才会越来越多。

公司也是相同的。大家都会有各种各样的意见，例如"公司应该变成这样""工作时间应该缩短"等。但现实问题是，从公司经营者的角度出发，如果对所有员工说"不工作也可以"，那么公司会倒闭吧。

所以，一定要让劳动者工作，也一定要让能干的人工作。

现实社会中，有时理想是行不通的。正因如此，为了不让疲

劳积压，我们也需要有果断的想法。

就像刚刚举的例子那样，我建议大家养成把烦恼变成数字并且具体化的习惯。

"今天要面对惹人讨厌的上司，不过时薪有 1 万日元。"

"在与麻烦的客户交谈后获得了一笔大订单。考虑到奖金和将来的发展，时薪会有上万日元，就把它当成一桩好事吧。"

如果能抱着这样的想法，心态也会变得轻松吧。

【不知道该怎么办，是最累的】

烦恼的时候，好好地整理一下自己的思绪，即便有很多无法做到的事，也不会在意；如果对可以放弃的部分进行放弃，也不会被无意义的情绪支配。

例如，就算我现在开始说"想要成为职业棒球的投手"，这也是不可能的；"想要成为英俊的演员"，也不可能实现。本身就是"不切实际"而放弃的东西，就算自己无法做到也不会生气。

但是，如果这个年轻人在高中棒球赛中甚至冲进了甲子园，或是长得英俊在学校和公司中非常受欢迎，那么他就会想再往前进一步，不会满足于现状。

实际上，"放弃"是很重要的。舍不得放弃的人，永远都会烦恼。

工作也是相同。"虽然辞不辞职是自由的，但是左右为难。"处于这种状态中的人是最烦恼的。另一方面，即便身陷泥潭，却果断地认为"我只能胜任这份工作"的人反倒不会烦恼。

结果，有了多项选择成了烦恼的原因，所以下定决心采取**"烦恼正是因为选择多"**的积极想法会更好。

年轻人有很多的选择，所以才会导致烦恼有增无减，选择多到让人烦恼也是一件幸福的事。

【"写下来"就能明白令人出乎意料的疲劳原因】

为了找到疲劳和烦恼的原因，我介绍一下我让诊所患者实践的方式。

这是一种以把握自己生活方式为目的的方式，即记录"日常检查表"。

记录**"上床时间""实际入睡时间""早起时间""睡眠时长"**。

让患者回想前一天做了什么，在备注栏里写上诸如"喝酒""健身""加班"等内容。

记录后再回想一下，就能发现由于自己的疏忽，前一天某件事做得不好影响了身体。

例如，有一位女性，平时丈夫独自在外地工作常年不着家，丈夫回来后她的身体状况就变差了。因为和丈夫睡在一起，她的睡眠变浅所以身体变差……通过日常检查表，就能找到"背后的原因"。

这是光靠我们自己完全不能觉察到的。但是记录"日常检查表"，可以客观地把握自己的状态。

疲劳是由各种原因引起的，每个人都不同。所以不能一概而论"这就是原因"。

不过，开始关注疲劳，对于养成不易疲劳的体质是至关重要的。

任何人都有"提不起兴趣""不明原因心情低落"的时候。

此时，不要稀里糊涂地放任不管，最好整理一下原因是什么。只有知道了自己郁郁寡欢的原因，情绪才会稳定下来。

像这样把抽象的思考转换为具体的语言，这个过程是非常重要的。

人的头脑是非常抽象的。

记录"日常检查表"这类东西，**可以把自己的"感觉"转换为更加具体的"语言"和"数字"，让它变得可视化。**

只要这么做，就可以清楚地窥探到自己的身体和内心。于是，就能自然而然地了解"现在自己可以做的事情"。

找到"即便自己身处逆境也做得到的事"或是"看上去做得到的事"。

然后，把"无法做到的事"换算成可以到手的收入和对未来的投资，再决定是否放弃。所以，第一步就是马上整理自己的烦恼。

POINT 郁郁寡欢的话，试着用"语言"和"数字"来整理思路

找准付出努力的关键点

有人说"已经对不断努力感到疲倦了"。的确如此，**人的一生中，真正可以努力的时间最多只有 3 年。**

可以把这人生最宝贵的 3 年好好利用起来的人，在社会上就已经取得了成功。

我在招聘面试的时候，一定会向应聘者提这样的问题——"迄今为止你努力了吗？"

回答"我擅长努力"的人基本上不值得信任。

值得信任又有前途的是回答"我曾经努力的程度还没到可以果断地对自己说'我很努力了'的地步"的人。

【获得成功的人的共识】

无论是我认识的几位上市公司的老总，还是在演艺界颇有建树的顶级主持人，大家都会有相同的共识。在谈论私人话题时，他们一定都会说"人的一生中可以努力的时间至多只有3年，宣称'自己努力了3年以上'的家伙都是在撒谎"。

例如，创办企业的人，开始的3年也许是关键时期。如果被安排了某个项目，在接到任务后的3年内拼命努力的人，也许将来会出人头地。

就工作而言，擅于抓住需要努力的"时机"，并且可以在此期间努力的人，绝大多数都能活得很好。

我在大学的课堂上经常对学生们说："大学期间可以不用尽全力，因为人生努力的时长只有3年，如果用在这时会很浪费。"

大学是准备期间。我们应该做的是掌握自己的特性，知道自己的才能在哪儿。如果把它比作在居酒屋的兼职，就是在尝试自己适合做兼职领班还是适合做洗盘子的，或是擅长排班，等等。知道自己的资质是很重要的。

我会告诉他们，看清自己的特性、个性、能力，是学生时代该做的事。

【试着从全局视角观察自身】

如果能发现自己的专长和才能，就能明白自己不适合的事和自己的上限。知道自己的上限，该放弃的就放弃，这一点非常重要。

看不清自己上限的人会深信"自己也许能做到""努力了就应该能做到"，结果辛辛苦苦却一败涂地的例子也不少。

如果工作中任务过多，感到费劲，首先试着盘点一下自己的才能在哪儿，以及自己哪些事情做不到。

对于感到超越自己极限的事，要果断地说"只能做到这一步了"，而对于可以发挥自己才能的地方，请坚定地说"这件事我可以做到这一步"。

如果能做到这一点，陷入无用的压力中以致失败的情况就会越来越少。然后，清晰地明确自己的责任范围，这样更有助于获取上司的信赖。

例如，虽然想到了一个很好的企划，但有的人不擅长把它变成文章，也有的人不擅长制作 PPT 演示。相反，有的人虽然完全不会企划，但是很擅长做资料。

企业和组织要的不是全才。说到底，每个人发挥自己的才能，得到大家都满意的结果就行了。

这不仅仅关于才能，可以说性格方面也是相同的。如果可以客观地了解自己的性格，在被工作逼迫的时候就能果断地说"没有办法呀，我就是这种性格"。

以这样的立场来说，疲劳才不会无限积压。

如果看错自己的能力和性格，也就是看错自己的个性的话，那么进入组织后会变得很痛苦。

但是，明确了解自己特性的人，可以努力发挥自己的才能，所以大多都能成功。

我们虽说"要集中精力"，但是我们必须把精力只集中在可以发挥自己才能的"关键"时机。

这一解释是基于医学依据的，并不是不负责任的"不努力也行"之类的安慰话语。

总是100%不断努力的人，也肯定会有线绷得太紧而断掉的那一天。

重要的是知道自己的特性，看清自己可以发挥出最佳表现的"关键"时机。

POINT 把能量留在"关键"的地方

结语 "不会浪费精力的人"所看重的事物

迄今为止，我们思考了各种各样的"抗疲劳对策"。

什么是疲劳的真面目呢？

所有疲劳的原因实际上不是"身体疲劳"，而是"大脑的自主神经疲劳"。

这是怎么一回事呢？让我们来聊一聊。

实际上，大约 25 年以前，"疲劳"甚至都没有医学上的定义。

不仅如此，大家甚至不会对"何为疲劳"进行讨论。

例如，虽然人们认为"疲劳积压会引起疾病"，但是未曾揭示"为什么人们会产生疲劳"。

解决这一问题还是在 1996 年之后。仅仅这 20 年间，世界上对"疲劳"的研究就取得了划时代的进步。

以日本为中心成立了一个叫作"国际疲劳学会"的组织。

在"日本疲劳学会"诞生后创立的国际疲劳学会，其主要成员有美国、北欧国家和日本。

针对疲劳展开的研究的侧重点，每个国家都大相径庭。例如，美国展开的研究是以"慢性疲劳症侯群"等特殊疾病为对象。

另一方面，由数个有极夜的国家组成的北欧成员，关于抑郁症的研究是最多的，所以北欧热衷于对"疲劳作为抑郁症的伴随症状"展开研究。

其中，日本是唯一一个对不涉及疾病和精神疾病的"健康人的疲劳"展开研究的国家。

据说"日本是疲劳大国"，**无论是哪个年龄段的日本人，都有七成左右在日常生活中会感到慢性疲劳**。而且日语词"过劳死"被直接引用到英语里（英语表述为"karoshi"），现在甚至成为世界通用词。

也就是说在日本，"疲劳"是日常生活中离我们最近的噩梦般的存在，所以才有了进一步探究疲劳的必然性。

【身体、头脑、眼睛和心灵的疲劳全部来源于"大脑"】

那么，平时保持健康社会生活的人，他们又会面临什么样的疲劳？他们在什么状态下、哪种过程中会感到疲劳或是效率低下呢？

研究花费了近 10 年终于有成果浮出水面。

那就是**无论是由运动引起的身体疲劳，还是伏案工作引起的疲劳或是视疲劳以及心理疲劳，这些疲劳的原因全都在于大脑内的"自主神经"。**

听到"自主神经"，似乎很多人都会认定它是遍布全身的神经。但这里说到的自主神经指的是自主神经中枢，它分布于大脑的视床下部（即下丘脑——译者注）、前带状回等脑干区域。

这个自主神经究竟在人体内承担了怎样的作用呢？例如，我们一口气从建筑物的 1 楼爬到 4 楼的话，呼吸就会加速，心跳也会变快。像这样，**以秒为单位来调控我们呼吸和心跳的就是自主神经。**

如果不紧不慢地爬到 10 楼，自主神经不仅会平稳地控制呼吸和心跳，还会通过出汗来抑制体温的上升。

也就是说，运动越激烈、运动量越多，迫于需要自主神经就越活跃，越疲惫。

打高尔夫的人就能想象到，在盛夏的炎炎烈日下打高尔夫和在春秋舒适的季节打高尔夫，即便行走的距离和运动量相同，疲劳的程度也是相差巨大的。

这就证明了疲劳的原因不在于身体的肌肉和器官，而在于调节体温的自主神经。

也就是说，**我们平日感到的疲劳，并不是身体的疲劳，而是来自大脑中自主神经中枢的疲劳。**

【产生劳累的原因——"活性氧"】

不用说，自主神经的中枢也是由细胞构成的。自主神经长时间过度使用的话，自主神经细胞中会产生大量的活性氧。

这个"活性氧"就是劳累产生的原因。

我们经常通过呼吸，吸取空气中的氧气。然后细胞利用氧气进行活动。大脑里的自主神经中枢细胞中，也在利用氧气参与细胞内活动。

然而，在这个代谢过程中，吸进去的氧气中的 1%—2%，在体内会变成"缺少电子的氧"，这就是"活性氧"。

缺少电子的活性氧通过夺取其他物质的电子而使自己稳定下来。然而，被夺去电子的物质就处于不稳定状态，不能正确发挥其机能。这就是"氧化"。

这个氧化反应，不仅在大脑自主神经中枢细胞中进行，乃至细胞里存在的线粒体，都会被氧化。细胞被活性氧氧化后，细胞会变得"锈迹斑斑"，伤痕累累，本来需要完成的机能却无法实现。细胞被氧化后，由该细胞构成的组织整体机能会下降。可以用自行车来做比喻，链条生锈（细胞氧化）的话，车轮（整个组织）就不能很好地运行。

也就是说，如果过度使用自主神经，给它造成负担的话，自主神经细胞中会产生大量的活性氧。

因此，自主神经细胞被氧化，不能发挥出自主神经的功能，导致机能下降。这就是"劳累"形成的机制。

但是，通常来说，在身体和大脑的负担不强的状态下，细胞中不会产生剧烈的氧化反应。我们的身体里有对抗活性氧、保护细胞的酶素群——"抗氧化物质"，人体保持平稳运行的话不会发生太大问题。

但是，**从事过量的运动和劳动，感到高于日常程度的压力**，给自主神经造成负担的话，自主神经中枢细胞中会产生大量活性氧，抗氧化物质不能完全对抗，从而引发疲劳。

而且，抗氧化物质的产生能力，会随着年龄的增长逐渐减少。比如人们会说"一上年纪就容易感觉累"这句话，其中一个原因就是抗氧化物质的减少。

我们的身体长期处在这种氧化压力下，会出现老化、动脉硬化、皱纹、癌症等病症。其实，据称，百分之九十的病都跟活性氧有关。

所以，为了使我们从疲劳中得到解放，以下3点很重要：

1. 牢记不过度使用自主神经，遵循不让活性氧产生的生活习惯。

2. 多摄取富含"抗氧化作用"成分的食物，抑制活性氧的氧化作用。

3. 当自主神经细胞被活性氧氧化时，要通过高质量的睡眠去除被氧化物质。

【"疲劳"与"疲劳感"的区别 】

谁都会感到"身体好累"。

然而，上面提到的，实际上不是"身体好累"。

大脑通过让人认为"身体好累"，使人不再活动、劳作，从而不让自主神经劳累。

"疲劳感"是大脑发出指令，不让身体再活动的警报，是一种防御机制。

大脑中，即使自主神经中枢疲劳了，也不会发出"自主神经已经疲劳"的信号。因为即使发送了"自主神经疲劳"的信号，也极有可能阻止不了人继续从事工作或运动等给自己带来负荷的事情。

于是，在大脑内部，"自主神经中枢疲劳了"这一信号被发送到眼眶前额叶皮层，眼眶前额叶将信号转换成"身体好累"，让人身体自觉产生疲劳感。也就是说，通过让自己"误会"来停止奔跑等活动。

在维持我们生存方面，"疲劳感"是一个非常重要的警报。

然而可怕的是，人类会在成就感、要达成某事的意志以及"觉得有意思"等积极心理的驱使下，轻而易举地抵消掉疲劳感。

人类拥有叫作"意志和成就感中枢"或者"欲望中枢"的前额叶，远比其他任何动物的前额叶都发达。

因此，人类虽然以前所未有的速度在进化、发展，但也产生了弊端——由于前额叶巨大化，意志、成就感等可以覆盖掉疲劳感。也就是说，即使人类产生了疲劳感，但前额叶会将疲劳感清除掉。

例如，通过努力工作做出成果，会让人兴高采烈。这种状态下通过获取成果的成就感的麻痹，疲劳感被遮盖了。

像这样，本来已经劳累了，但不知为什么感觉不到疲劳，这样的经验你也有过的吧。

这个状态下，充实感和成就感，将可能提示着生命危机的疲劳感消除了。

与其相反的是，我们都知道"狮子不会过劳死"。

这是因为狮子的前额叶不发达。因此，"好累"这种感觉，可以直接反映在它的行动上。所以即使捕获猎物这个目标没有达成，狮子也会放弃追逐，因此"狮子绝对不会过劳死"。

【来自自主神经的警报】

人类被喻为"利欲熏心的生物"。由于前额叶发达，一旦成就了某样事情，会将这个体验作为成功体验刻印在记忆中，以"想要获得更多的成果"的念头，追求下一个欲望。

当工作中产生成就感、充实感的时候，大脑进入被一种叫"β-内啡肽"的快乐物质支配的状态。因此，**即使实际上已经很累了，疲劳感也不会被轻易感受到，最终甚至会让你勉强、硬撑着做事情。**

所以，即使感受到不怎么累，我们也需要让自己觉察到："至少完成的工作那一部分，疲劳程度和平时一样"。

以前的研究中的一个环节，是采访过劳死的人的家人，得知了过劳死的人并不是一直强调他们的疲劳感。然后，几乎所有死者的家属们都会说"他直至过劳死之前，都带着强烈的责任感和强大的意念在努力工作"。可以认为，即使临死之前疲劳达到了身体的极限，但意志和成就感仍然消除了疲劳感。

现在，不少人存在这种**"无疲劳感的劳累"**。

另一方面，也有人即使没有做很多的工作，也会喊"好累啊，好累啊"。因为他们有了疲劳感，所以不会再勉强自己做事。

因此，他们不会过劳死。

人类身体发出的 3 大警报是发热、疼痛和疲劳感。

据称，仅仅是其中的某一个，如果不能发挥出它的警报作用，人就会有死亡风险。

其中的疲劳感，是最模糊的东西。当人完全没有觉察到疲劳感的时候，就会导致人过劳死。

比如狂躁症，是心情过度兴奋的一种情绪障碍，患狂躁症的人不少会因心肌梗死、脑梗死等丧命。这也是由于情绪过分高涨，自己不能觉察到疲劳感，导致不能留意自己的疲劳程度，从而行动过量至死的典型例子。

那么，能察觉到疲劳感是多么重要的一件事。同狂躁症患者一样，健康的人也在积压着"无疲劳感的劳累"。

特别是，感到"工作很快乐""每天跑 5 公里爽得不得了"的人，需要采用前面提到的"日常检查表"方法，客观地记录、监测自己的疲劳。

【留意自己身体内部发生的事】

那么，为了不积压"无疲劳感的劳累"，我们怎么做才好呢？

日常的生活中，希望你最重视的感觉是"第六感"。

希望你重视身体中无意识发出的信息。

第六感绝非玄奥的非科学的东西。比如，"总感觉今天爬车站的楼梯很吃力"这种，是**"不经意间浮现的感觉"**。

"今天不想坐巴士""不想去公司"等感觉，其实多数是无意识间身体发出的劳累的警报信号。

也就是说，即使自我没有察觉到疲劳感，我们的身体也经常会在无意识出现的冲动、情绪、欲求中，表达"无疲劳感的劳累"。

虽然是自己的身体，但它有不少我们自己都不了解的事情。比如今天自己的血压、心跳，我们是不知道的。体温也是，如果没有体温计测量的话我们就无法得知准确的数值。

人类竟然连自己的身体里正在发生的事情都不知道。

但是，身体内部各种各样的信息在无意识下被莫名处理。将这类信息整合传达出来的东西，我们将它们作为"第六感"来感知。

因此，**决不能轻视"总感到……"的这种感觉。**

自己的身体里发生的事情，即使不会作为具体的数值出现在我们眼前，从某种意义上说，它以各种各样看不见的数据出现的可能性会非常高。

实际上，重视第六感的人很容易成功，由于他们善于调节自己的身体状态，使自己在工作上不犯重要错误。

可以说，重视无意识（潜意识）发出的第六感，并很好地在自己的行动中回应它，这是减少"无疲劳感的劳累"的诀窍。

而相反，处在抑郁状态下的人、倾向于正面承受压力的人，会更容易无视第六感，将自己套牢在工作指标上，鼓足干劲儿行动。

如果你自己有"容易疲劳""容易累积压力"的实际感受，想想是不是无视了身体发出的"总感到……"的感觉。

作为"疲劳"的对策，推荐从日常开始重视第六感的感觉！

【成为即使重复劳作也不易疲劳的人！】

疲劳是可以影响到人生命的一件大事。

如果能采取缩短劳动时间、减少劳动量等措施的话是很理想的，但是现实中，有的情况很难从根本上解决问题。

虽然不能减轻工作量，但是现实中也有能干脆利索处理所有事情、没有压力地工作的人，也有承担工作后能消除疲劳的人。

这与同家里人一起干活儿是一个道理。处理相同程度的工作量，有的人做得好，有的人做得不好。

那么，在相同负荷下感到情绪烦闷，或因为过劳而倒下的人，和不会有这些现象的人之间，有什么样的差别呢？

那就是接受疲劳和压力的方法不同。

比如，当面对会造成心情上较大负荷的事情时，有沉重地直面接受的人，也有抱着"哎，没办法"的心态妥协地接受的人，也有借助其他的力量来减轻冲击的人。

如果棒球选手用身体正面迎接棒球冲击的话，会导致骨折甚至威胁生命的重伤。然而，如果在球投来的瞬间侧身躲过的话，可以很大程度上减少冲击。

由于接受方式的不同，同样的事情给我们的冲击程度也有很大不同。

这正是应对疲劳的窍门。

利用能减轻事情对我们的冲击力度的方式，就可以减少压力和疲劳。